U0129548

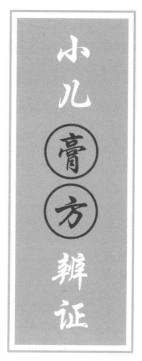

小儿膏方辨证

梁子峰　韩烨　著

陕西新华出版

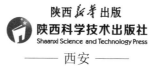

陕西科学技术出版社
Shaanxi Science and Technology Press

——— 西安 ———

图书在版编目（CIP）数据

小儿膏方辨证 / 梁子峰，韩烨著 . — 西安 ： 陕西科学技术出版社，2023.12
ISBN 978-7-5369-8869-9

Ⅰ．①小… Ⅱ．①梁… ②韩… Ⅲ．①中医儿科学—膏剂—方书 Ⅳ．①R289.54

中国国家版本馆CIP数据核字(2023)第226057号

小儿膏方辨证
XIAOER GAOFANG BIANZHENG
梁子峰 韩 烨 著

责 任 编 辑	侯志艳	
封 面 设 计	朵云文化	

出 版 者　陕西科学技术出版社
　　　　　西安市曲江新区登高路 1388 号陕西新华出版传媒产业大厦 B 座
　　　　　电话（029）81205187　传真（029）81205155　邮编 710061
　　　　　http://www.snstp.com
发 行 者　陕西科学技术出版社
　　　　　电话（029）81205180 81206809
印　　刷　湖北金港彩印有限公司
规　　格　880mm×1230mm　32开本
印　　张　6.75
字　　数　99千字
版　　次　2023年12月第1版
　　　　　2023年12月第1次印刷
书　　号　ISBN 978-7-5369-8869-9
定　　价　98.00元

序

初识子峰于 10 多年前的小儿推拿培训推广会上，我受邀进行系统辨证脉学的讲座。后来子峰参加了几期系统辨证脉学培训班，求知欲非常强，又善于结合自己的专业进行总结、提炼，形成了自己对小儿脉诊特征的认识。

儿童年龄幼小，对本身的痛患缺乏主动认知和表述，因此儿科又称"哑科"。从古至今儿科医生多注重患儿的指纹诊和舌诊，子峰将学习到的系统辨证脉学知识运用到对儿童疾病的诊治中，并总结出一系列的病因、病机和疾病特征脉象，实属补前人之未逮，难能可贵。

子峰积 10 多年的经验，从临证中总结出儿科常用膏方 10 余首，并详述其应用场景下的各种脉象特征，应用指征明确，疗效自然显著。

本书详述各种疾病、病因和病机的脉象特点，提出针对性强的膏方调治，并记录了大量的临床案例供大家学习模仿，不失为"脉－证－治"一体化的著作，因此乐于推荐给大家。

齐向华

系统辨证脉学创始人

非物质文化遗产扁鹊脉学传承人

山东中医药大学教授、博导

国家中医药管理局脑病重点学科带头人

2023 年 3 月 2 日于济南

前　言

　　遥想当年，有幸聆听齐师系统辨证脉学，茅塞顿开，始悟脉学之妙，机缘巧合，又得王鹏师兄点拨，脉学之路豁然开朗。后潜心体悟小儿脉诊，以系统脉学之理探究儿科脉象之真谛。历经数载，小儿脉象跃然指下，轻灵活泼，妙趣横生。小儿生理、病理、心理之象，皆于指下可寻；表里、寒热、虚实之变，皆于脉中可察。

　　四诊合参，脉者为重，辨之临床，明察秋毫。如小儿支原体之脉，多为浮粗柔空，实为阴虚肺燥之象。脉方相应，遂师养阴清肺汤之意，化裁百合玉竹之膏方，验之临床，效如桴鼓。触类旁通，继以药食同源之材，法经方之佐使，仿先贤之配伍，渐成小儿膏方系列。推而广之，皆大欢喜，诚儿科助力之良器，或开小儿膏方之蹊径。

　　然脉诊非一日之功，舌诊或可速成，况借网络之力，舌诊通达四海。吾穷数万之舌象，上下求索，以脉诊互参，以膏方验于临床。愚者千虑，或有所得，终成小儿舌诊之拙见。

借脉诊、舌诊东风之势，察病因、病机，则有神助之功。翼可疗儿科之顽疾，解哑科之病因。布衣堂前，疏漏百出，抛砖引玉，助力儿科。遂以成卷，以序明志。

梁子峰

2022 年 7 月于岛城

目　录

目 录

第一章 绪 论

小儿膏方辨证是我们在传统中医儿科辨证的基础上，运用小儿膏方，结合小儿脉诊、舌诊，总结出的一套儿科膏方内治的辨证方法。与传统的儿科相比，小儿膏方辨证有三大特点：①以小儿膏方为治疗手段，辨证施治；②完善了小儿脉诊在儿科中的应用，充实了传统儿科舌诊的内容；③对各种儿科常见病形成鲜明的学术观点。

一、小儿膏方

膏方，又称膏剂，传统膏方往往由多味中药组成，具有很好的滋补作用。膏方历史悠久，起于汉唐，东汉张仲景《金匮要略》记载的大乌头膏、猪膏发煎是内服膏剂的最早记载。明清膏方更趋完善和成熟，临床运用更加广泛。近现代以来，膏方在南方地区被广泛使用。

我们设计的小儿膏方是根据传统方剂的组方原理，运用药食同源的食材，专门为儿童熬制的。膏方采用低聚异麦芽糖调和口感，不影响人体糖代谢，通过肠道排出体外。

膏方的组方是根据养阴清肺汤、小青龙汤、藿香正气散、参苓白术散、乌梅丸等著名方剂设计的，旨在满足儿科临床需要，为儿科辨证服务。

每款小儿膏方就像方剂一样，可以根据临床需要灵活搭配使用。这是与传统膏方不一样的地方。比如风热感冒，可以用白芷息风膏搭配百合玉竹膏一起服用；小儿阳虚痰湿，可以用交泰膏搭配藿香薏仁膏一起服用；小儿脾虚积食，可以用陈皮建中膏搭配山楂保和膏一起服用；小儿湿热体质，可以用百合玉竹膏搭配藿香薏仁膏一起服用，等等。膏方的组合搭配，也是中医临床"抓主证"的思路体现。

小儿膏方丰富了传统膏方的内容，充实了儿科调理的剂型，对各种小儿常见病、多发病能够取得不错的临床疗效。药食同源的儿科膏方解决了传统儿科小儿服药难的问题，有利于中医儿科的社会普及。小儿膏方的辨证论治是小儿内治的一次有益探索。

二、小儿脉诊

脉诊作为四诊之一，在临床上具有重要作用。脉诊历史悠久，《史记·扁鹊仓公列传》说："至今天下言脉者，由扁鹊也。"扁鹊的年代，已经开始应用脉诊。《黄帝内经》记载了脉诊的理论和多种诊脉方法，《难经》提出"独取寸口"的理论，《伤寒论》是脉诊与临床结合的典范，晋代王叔和的《脉经》则是第一部脉诊专著。历代医家都重视脉诊在临床中的重要作用。

山东中医药大学齐向华教授在融合古今脉学研究成果的基础上，利用系统论原理，在临床实践中创立了系统辨证脉学。笔者有幸多次学习齐教授脉学课程，并经过大量的临床实践，将系统辨证脉学与小儿临床相结合，总结了各种儿科常见疾病的脉象特点。为了学习方便，还绘制了几十幅常见小儿脉象图。

小儿脉诊是儿科诊断的重要组成部分，是四诊合参之一。有人认为小儿脉诊的内容只有浮沉、迟数、有力无力，但如果我们潜心体会小儿脉象变化，便会发现小儿脉象非常丰富。比如小儿支原体感染后，右脉往往浮、粗、稀、无力；幼儿急疹的脉象，表现为左脉浮、刚、直、敛；小儿过敏性咳嗽的脉象，表现为脉浮细、微抖动、无力等。

小儿脉诊是小儿膏方辨证的基础，是辨证体系的核心之一。通过脉诊对小儿病因病机的深度洞察，可实现对小儿辨证的精确把握。个人认为，系统辨证脉学是当代中医脉学发展的里程碑，以其系统性、学术性、包容性，为当代中医学的发展提供了广阔的延展空间。小儿膏方辨证是系统辨证脉学在中医儿科领域的探索与实践，是脉学与儿科临床的结合。通过脉诊，夯实儿科诊断与辨证，为小儿膏方辨证奠定基础。

为普及小儿脉诊，笔者曾经多次举办小儿脉诊学习班，意在推动小儿脉诊的发展，希望更多的同行能重视小儿脉诊。

三、小儿舌诊

舌诊是中医望诊的重要组成部分。舌诊在《内经》中有丰富的记载，有关舌的内容有 60 多条。舌是诸经循行的路线，是反映身体状况的一面镜子。"有诸内，必形诸外"，五脏六腑的功能可以反映到舌体上，因此舌诊是中医人必备的诊断方法。

笔者在学习传统舌诊与现代全息舌诊的基础上，通过观察上万张小儿临床舌象，系统总结了小儿常见疾病的舌象特点，如小儿支原体咳嗽的舌象、小儿流感的舌象、小儿过敏性体质的舌象等；重新梳理了各种儿科证型的舌象特点，如小儿鼻炎腺样体肥大的各种舌象特点、小儿咳嗽的各种舌象特点、小儿甲流的舌象特点，等等。

小儿舌诊让小儿膏方有的放矢，小儿膏方可以验证小儿舌诊的准确性。在互联网高度发达的时代，舌诊可以辅助远程诊断（如新冠疾病的远程诊断），促进了行业技术交流。

四、学术观点

笔者通过数年的小儿脉诊临床观察，对小儿生理、病理、心理的脉象特点形成了个人的认识；结合舌诊、问诊、听诊等，实现了真正意义上的小儿四诊合参，并以小儿膏方为治疗手段，建立了一套小儿膏方辨证体系。但因笔者能力有限，疏漏难免，还需要进一步完善提高。

通过对儿科常见病的临床观察，我们总结了一些新的儿科辨证分型或完善了一些儿科证型的内容，并用来指导临床，取得了显著疗效。如小儿肝郁外感，广泛存在于小儿咳嗽、鼻炎、腺样体肥大等，其脉象、舌象往往都有肝郁之象，采用白芷息风膏配舒木膏，往往立竿见影，效如桴鼓；如小儿过敏性便秘，往往为气虚外感的舌象；采用白芷息风膏、陈皮建中膏、清润膏，效果都不错；如小儿发热，有一种上热下寒的证型，广泛见于小儿高热中，采用交泰膏配百合玉竹膏，效果很好。

通过小儿脉诊，我们发现了一些儿科常见疾病的特点。如小儿过敏性体质，往往是母体遗传加上后天调理失当，导致风邪在体内长期盘踞；小儿支原体咳嗽，往往是阴虚痰湿型咳嗽，具有特定的脉象、舌象特点；小儿遗尿既有先天不足、肾气亏虚引起的，也有外感风寒引起的；小儿啃食手指，往往是肝郁的表现，舒木膏具有治疗或缓解功效。

通过临床发现，小儿咳嗽有 10 多种证分型，充分印证了内经"五脏六腑皆令人咳"的理论；小儿抽动症多由于风邪外感引起，有 4 种常见分型；小儿过敏性体质有七大临床表现，是导致小儿发育迟缓的主要原因；小儿鼻炎腺样体有九大分型，在调理过程中可先后出现几种分型等。

儿科辨证是目前国内中医儿科领域的短板，精准的儿科辨证只掌握在少部分专家手中，很多门诊或者医院虽然想开展中医儿科，但是没有这种技术人才，所以根本无法开展。2 年数万案例的临床观察，全国数百家门店的临床反馈表明，我们的小儿膏方辨证适合全国各地的儿童体质调理，而且取得了不错的效果。

小儿膏方的运用，有利于儿科辨证的标准化和数据化，解决了小儿服药难的问题 —— 这也是束缚传统儿科发展的重要因素。

以上只是本人的一些粗浅认识，中医儿科是一门学问，需要我们深入学习探索。希望自己与广大同仁的努力，能够推动中医儿科学的普及与发展。

第二章　儿科常见病的分证论治

一、总论

儿科常见病在临床上有各种各样的证型，可谓千变万化。为了便于掌握与理解儿科辨证分型的特点，笔者把儿科证分为基础分型与复合分型。所谓基础分型，是指特定的、单一的某种儿科证型，如肝郁、脾虚、积食、内热等；所谓复合分型，是指各种基础分型的组合，如肝郁外感，肝郁脾虚等。

根据儿科常见疾病的特点，现将儿科临床总结成12种常见基础分型。在基础分型的前提下，又可组合成数十种儿科复合分型。

当然，基础分型与复合分型也不能涵盖全部儿科疾病，有些症状虽然可以分型论治，但也要对症处理。例如小儿便秘，可分为脾虚便秘，内热便秘，虚寒便秘等，但是往往的都会对症处理 —— 润肠通便。

基础分型的确立，有利于确立"抓主证"的辨证思维，这也可能是儿科临床辨证的一次探索。

二、儿科常见基础分型

1.风邪外感

表现：小儿发热、咳嗽、鼻塞、流涕等各种外感症状，如小儿流感，小儿鼻炎，腺样体肥大，小儿荨麻疹，湿疹，瘙痒等。

病因：各种原因导致的风邪侵袭人体。

治则：祛风解表。

膏滋：白芷息风膏。

2.上热下寒

表现：口舌生疮，脚凉，易出汗；面色晦暗，腹痛，大便溏泄，舌根白腻、水滑伴有舌尖红。可见于小儿多动、抽动、注意力不集中、鼻炎、腺样体肥大等。

病因：素体脾肾阳虚，过食寒凉，反复输液等。

治则：温阳清热，引火归元。

膏滋：交泰膏。

3.心肺阳虚

表现：面色青，手脚凉，易受寒，流清涕，舌质淡，苔水润，身体瘦弱，久咳。

病因：过食寒凉，如苦寒中药或抗生素。或素体虚寒。

治则：温阳散寒。

膏滋：干姜紫苏膏。

4.阴虚内热

表现：舌质微红，舌苔干，虚热或干咳、痰少而黏，手足心热，或晨起口干，喜饮。

病因：素体阴虚体质。

治则：滋阴清热。

膏滋：百合玉竹膏。

5.脾胃积食

表现：舌苔厚腻，口气重，俯卧睡、撅屁股睡，腹胀，咳痰黏腻，不思饮食，清嗓子，夜卧不安。

病因：饮食失节，过食肥腻，尤其是奶制品。

治则：消食化积。

膏滋：山楂保和膏。

6.脾虚湿盛

表现：虚胖，舌体胖大，舌苔水滑，痰声辘辘，夜卧翻滚，脉滑。

病因：过食酸奶、冷饮、水果。

治则：健脾利湿。

膏滋：藿香薏仁膏。

7.阳明热盛

表现：高热，大便干，脾气暴躁，咽喉肿痛，口渴，舌红苔厚。

病因：素体热盛，或过食高热量饮食。

治则：清热泻火。

膏滋：栀子清解膏。

8.肝郁气滞

表现：生气，易怒，烦躁，舌体两侧隆起、箭头舌。如抽动症，小儿啃指甲、手指等。

病因：素体肝郁体质，家庭环境不和谐。

治则：疏肝解郁。

膏滋：舒木膏。

9.脾肺气虚

表现：易疲劳，少气懒言，不思饮食，面色萎黄，易感冒且反复不愈，舌淡苔白。

病因：素体气虚，脾胃损伤，反复外感，损伤肺气。

治则：健脾益气。

膏滋：陈皮建中膏。

10.肝血亏虚

表现：面色萎黄，唇淡，疲劳，皮肤暗淡无光泽，舌质淡。

病因：素体肝血不足，脾胃消化吸收差。

治则：益气养血。

膏滋：益元膏。

11.脾肾阳虚

表现：形寒，肢冷，易腹痛，便溏，舌苔白腻滑。

病因：素体阳虚，过食生冷，外感寒邪。

治则：温阳散寒。

膏方：归元膏。

12.肾气不足

表现： 发育不良，身材矮小，舌体丑陋，或者舌体单薄，舌根凹陷，无神。如小儿近视、小儿遗尿、小儿发育不良等。

病因： 先天不足，后天失养。

治则： 补益肾气。

膏滋： 五子膏。

第三章　小儿膏方

一、膏方优势

为了满足儿科临床的需要，我们设计了多款小儿膏方。与传统小儿剂型相比，小儿膏方在临床上有诸多优势。

（1）膏方解决了小儿服药难的问题。膏方借助甜味剂低聚异麦芽糖，不损害牙齿，口感好，深得孩子们的喜爱。

（2）膏方方便携带，易保存，解决了熬药难的问题。将膏方设计成条状，方便随身携带，可随时随地服用。

（3）膏方采用药食同源的食材，如生姜、百合、薄荷等，安全，无毒副作用。合法合规，无论是医疗机构，还是非医疗机构，都可以经营。

（4）膏方采用先进的生产工艺和流程，运用现代生物萃取技术，最大限度发挥药效，提高了中药的利用率，减少浪费。

（5）膏方采用传统中药方剂的组方原则，可以根据临床辨证，搭配应用，符合临床需要。这也是膏方最大的特点。

小儿膏方是儿科制剂的一次探索，是传统中医与现代科技的完美结合。

二、膏方解析

1.白芷息风膏

组成： 紫苏、白芷、薄荷、葛根、生姜、桑叶、菊花、芦根、桔梗、苦杏仁。

功效： 祛风解表。

方义： 此膏是根据感冒清热颗粒设计的。白芷息风膏寒热同调，可以根据临床需求灵活搭配。紫苏、白芷解表散寒，薄荷、葛根清风热，四药共为君药。生姜解表，桑叶、菊花、芦根滋阴清热，桔梗、苦杏仁宣肺止咳。辛温辛凉药同用，具有很好的解表祛风作用。

临床应用： 白芷息风膏适用于各种常见外感，适合各种风证。小儿身体易虚易实，风邪易乘虚而

入。小儿常见的感冒、咳嗽、发热、鼻炎、腺样体
肥大、扁桃体肿大等各种外感疾病，都适合用白芷
息风膏；皮肤瘙痒、湿疹、青春痘、荨麻疹、小儿
过敏等风证，也可使用白芷息风膏；风邪侵袭头部，
出现脱发、多梦、头皮油腻等，亦可以用白芷息
风膏。

配伍：

风热外感 —— 白芷息风膏配百合玉竹膏。

风湿外感 —— 白芷息风膏配藿香薏仁膏。

2.百合玉竹膏

组成： 百合、玉竹、薄荷、鱼腥草、桑叶、芦
根、桔梗、甘草。

功效： 养阴清热，安神。

方义： 此方是根据经典名方 —— 养阴清肺汤
设计的。百合、玉竹滋阴清热，为君药。薄荷、鱼
腥草、桑叶清热解毒，芦根、桔梗、甘草润肺化痰。
百合除了可滋阴，还具有养心安神的作用。

临床应用： 小儿支原体咳嗽为阴虚肺燥，百合
玉竹膏滋阴清热，正合此病。百合玉竹膏除了可治
疗支原体感染，还可以用于各种小儿热证，如小儿
发热、肺炎、咳嗽、湿疹、咽峡炎、口腔溃疡、鼻

炎、腺样体肥大等。小儿体质易虚易实，虽有热证也不可大清，尤其是虚实夹杂之热，百合玉竹膏最合适。小儿阴虚肺燥，入夜高热者，或高热反复不退，属于阳明热盛，往往都要重用百合玉竹膏。

配伍：

阴虚痰湿 —— 百合玉竹膏配藿香薏仁膏。

肝郁化火 —— 百合玉竹膏配舒木膏。

气阴两虚 —— 百合玉竹膏配陈皮建中膏。

3.藿香薏仁膏

组成： 藿香、薏苡仁、陈皮、茯苓、炒麦芽、桔梗、甘草、莱菔子。

功效： 健脾利湿，芳香化浊。

方义： 此方是根据藿香正气散设计的。藿香升清降浊，芳香化湿；薏苡仁健脾利湿，二药共为君药。陈皮化痰，茯苓利湿，炒麦芽消积食、断痰源，桔梗、甘草利咽祛痰，莱菔子降气通肠。本方药性平和，重在健脾化湿，最适宜儿童体质，化湿而不伤正。

临床应用： 市面上小儿化痰药多寒凉，而本方无温燥、寒凉之性，最适合儿童各种痰证。典型小儿痰湿体质，多偏胖，易出汗，夜卧不宁，喜欢牛奶，饮料，或痰声辘辘，宜藿香薏仁膏健脾化湿。临床一切儿科疾病，只要舌苔白厚腻，都可以使用此方。小儿咳嗽有痰无痰，都适合此膏方。各种鼻炎、腺样体肥大、扁桃体肿大，往往都伴有痰湿，需要搭配藿香薏仁膏化湿祛痰。小儿鼻炎腺样体肥大发作，鼻塞者，往往都是痰湿造成的，藿香薏仁膏可随证加减。

配伍：

阳虚痰湿 —— 藿香薏仁膏配交泰膏。

痰郁气滞 —— 藿香薏仁膏配舒木膏。

4.山楂保和膏

组成： 山楂、薏苡仁、茯苓、鸡内金、炒麦芽、陈皮、莱菔子、芦根。

功效： 健脾消食。

方义： 此方是根据经典名方 —— 保和丸设计的。山楂善于消肥甘厚腻，为君药，最适合小儿口感。薏苡仁、茯苓健脾利湿，鸡内金、炒麦芽消积食，陈皮、莱菔子理气。芦根一味最妙，滋阴清热，消积食之热。

临床应用： 小儿积食很常见，出现夜卧不安、口气重、舌苔厚腻等最适合山楂保和膏，可以家中常备。小儿积食外感引起的咳嗽、发热，可以用山楂保和膏搭配白芷息风膏。小儿积食日久，会引起痰多、厌食等现象，服用山楂保和膏的同时，注意小儿饮食禁忌。

配伍：

积食发热 —— 山楂保和膏配百合玉竹膏。

积食兼外感咳嗽 —— 山楂保和膏配白芷息风膏。

积食兼气郁 —— 山楂保和膏配舒木膏。

5.陈皮建中膏

组成： 山药、白扁豆、茯苓、薏苡仁、砂仁、陈皮、苦杏仁、炒麦芽、乌梅、芡实、甘草。

功效： 健脾益气。

方义： 本方是根据经典名方参苓白术散设计的。参苓白术散一般用来调理脾虚腹泻，也是补气健脾的良方。而根据参苓白术散设计的陈皮建中膏性味平和，补气而不易生火。虽不如参、芪强大，但是对小儿最合适。山药、白扁豆、茯苓、薏苡仁健脾益气，共为君药。砂仁、陈皮、苦杏仁、炒麦芽疏理气机。乌梅滋阴，芡实益脾，甘草调和诸药。本方药性平和，却有奇功！

临床应用：陈皮建中膏可以长期用来调理小儿脾虚证。小儿便秘偏于气虚者，润肠通便的同时，也要用陈皮建中膏补气。小儿体质瘦弱，易出汗，活动后气喘、咳嗽，反复感冒者，或者过敏性咳嗽，解表的同时也要用陈皮建中膏补益中气。小儿过敏性体质的调理，前期要补气解表，后期要补气养血，都需要用到陈皮建中膏。

配伍：

气虚外感 —— 陈皮建中膏配白芷息风膏。

脾虚积食 —— 陈皮建中膏配山楂保和膏。

6.交泰膏

组成：干姜、肉桂、菊花、栀子、蒲公英、乌梅、桔梗、芡实、山药。

功效：温下焦、清上焦，温阳清热。

方义：本方是根据伤寒经典方乌梅丸设计的。干姜、肉桂温下焦，菊花、栀子、蒲公英清上焦之火；乌梅调和寒热；桔梗利咽祛痰，协同清热之药；芡实、山药固摄下焦，协同温下之药。本方虽寒热并用，却非常适合当代儿童体质。

临床应用：小儿脾肾阳虚引起的上热下寒，往往阳虚为本、虚热为标，所以首选交泰膏。小儿上热下寒证，广泛存在于儿科各类疾病中，如小儿鼻炎腺样体增生；小儿夜卧汗出，兼痰湿者；冬季小儿高烧，手热脚凉者等。小儿抽动症、女性更年期等亦广泛存在上热下寒的证型。小儿上热下寒证，可以兼有痰湿，或风邪，或肝郁，或上焦湿热等。舌根白腻或水滑、舌尖红，或舌体宽软、舌色暗红，往往是交泰膏的适应证。具体搭配应四诊合参，综合判断。

配伍：

上热下寒之高烧 —— 交泰膏配栀子清解膏。

上热下寒之抽动 —— 交泰膏配白芷息风膏。

上热下寒兼有肝郁 —— 交泰膏配舒木膏。

7.干姜紫苏膏

组成： 干姜、紫苏、白芷、大枣、桔梗、罗汉果、陈皮、茯苓、甘草。

功效： 温阳解表，利肺化痰。

方义： 本方是根据伤寒经方小青龙汤设计的。干姜温心肺之阳，紫苏、白芷解表散寒，三药共为君药。桔梗、罗汉果利咽，陈皮、茯苓化痰，甘草、大枣和中。

临床应用： 小儿心肺阳虚体质，易外感寒邪，表现为手脚凉，面色青，流清涕。一旦外感寒邪，当温阳解表，不可一味发散。本方宗小青龙汤之意，其性近桂枝汤，用干姜温心肺之阳，助紫苏、白芷解表，与小青龙有异曲同工之妙，同时又是药食同源之品，药性缓和，最适合儿童体质。小儿疾病初期，或发热后期，或咳嗽后期，都会出现阳虚表现，往往舌苔白腻或者水滑、手足凉、清痰、清涕。有的患儿反复发烧，往往是风寒入里引起的，需要用干姜紫苏膏发散风寒，驱邪外出。

配伍：

风寒表实证——干姜紫苏膏配白芷息风膏。

心肺阳虚兼痰湿——干姜紫苏膏配藿香薏仁膏。

气虚、阳虚咳喘——干姜紫苏膏配陈皮建中膏。

8.舒木膏

组成：佛手、生姜、薄荷、茯苓、山药、百合、甘草。

功效：疏肝解郁，安神除烦。

方义：本方是根据经典名方逍遥丸设计的。佛手疏肝解郁，为舒肝之妙品，无香附、郁金之燥烈。生姜调理气机而非解表。薄荷清上焦之热，同时有疏肝之功。茯苓、山药健脾，防止梳理气机太过，固护脾胃。百合清热除烦，安神。

临床应用： 舒木膏是一款疏肝的膏方，临床上应用广泛，充分体现了逍遥丸的疏肝健脾之功。小儿肝郁舌象，往往舌体两侧隆起或箭头舌，伴有烦躁易怒。青少年叛逆，成人肝郁，女性产后抑郁等都是舒木膏的适应证。小儿啃食指甲也是肝郁之证。小儿肝郁外感，易引起咳嗽、鼻炎、腺样体肥大等证，解表同时要疏肝。肝郁脾虚、肝郁积食等肠胃问题，也需要用舒木膏。

配伍：

肝郁外感 —— 舒木膏配白芷息风膏。

肝郁脾虚 —— 舒木膏配陈皮建中膏。

9.益元膏

组成： 黄精、桂圆、枸杞、酸枣仁、山药、甘草、炒麦芽、白芷。

功效： 补气养血，养心安神。

方义： 本方是根据经典名方归脾丸设计的。黄精滋阴补肺、补脾益肾，桂圆补血，枸杞补肾阴，酸枣仁养心安神，山药、炙甘草健脾，炒麦芽消积食，白芷祛风通络、畅通气血。本方采用归脾丸的配方思路——补气血的同时，加入安神之品，因为气血亏虚之人多睡眠不佳。

临床应用：本方是一首补益气血的膏方，小儿气血亏虚，面色晦暗，或女士月经量少、经后头晕、疲劳、长期睡眠不佳、脱发等都适合用本方。本方稍加白芷，是为了增强养颜美容的效果，对面色萎黄的女士有很好的改善作用，临床上搭配舒木膏、陈皮建中膏效果更佳。小儿面色晦暗，过敏性体质，调理后期，也要用益元膏补益气血。

配伍：

气血双亏——益元膏配陈皮建中膏。

血虚内热——益元膏配百合玉竹膏。

10.栀子清解膏

组成：薄荷、鱼腥草、栀子、决明子、白茅根、山药、甘草。

功效：清热解毒、泻火。

方义：本方效仿五味消毒饮之意。薄荷、鱼腥草清热解毒，清肺热；栀子清心火、郁火；决明子清肝明目、通便，让热邪随大便而解；白茅根清热凉血，利小便，让热邪随小便而出。方中大多为苦寒药，易伤脾胃，故用山药、甘草固护脾胃，祛邪而不伤正。

临床应用：小儿过食肥甘厚腻，或吃零食，导致体内积聚大量内热，一旦外感，易引起发热。小儿高热，手脚凉，交泰膏配栀子清解膏；小儿高热，手脚热，阳明热盛者，百合玉竹膏配栀子清解膏。临床上各种实火，无论成人小儿，都可以应用。小儿风热高烧，解表的同时也要用栀子清解膏清内热。

配伍：

上热下寒之高热者 —— 交泰膏配栀子清解膏。

阳明热盛者 —— 百合玉竹膏配栀子清解膏。

11.清润膏

组成：黄精、山药、白扁豆、陈皮、薏苡仁、山楂、莲子、芦根、低聚果糖。

功效：润肠通便。

方义：此款膏方是脉和堂膏方系列中唯一一款采用低聚果糖作为基质的膏方。低聚果糖是全方的主要成分，具有滋阴清热、润肠通便的功效，是一款公认的益生源，不被人体吸收，不影响人体糖代谢。黄精、山药、白扁豆具有健脾作用；陈皮、薏苡仁化痰湿，山楂消食，莲子、芦根清虚热。全方既采用益生源，又融合中医理念。

临床应用：小儿便秘有虚实之分，但是急则治其标，五六天未排便，当务之急须尽快排便。清润膏是一款针对便秘的膏方，如为热证者，需要清热；若为气血亏虚者，需要补气养血。小儿过敏性便秘最顽固，补气解表的同时应加清润膏。小儿外感咳嗽兼有便秘者，解表的同时应加清润膏润肠通便。

配伍：

内热便秘 —— 清润膏配百合玉竹膏。

气虚便秘 —— 清润膏配陈皮建中膏。

虚寒便秘 —— 清润膏配交泰膏。

12.御淋膏

组成：昆布、白芷、薄荷、山药、茯苓、佛手、肉桂。

功效：祛风散结，益气温阳。

方义：本方以昆布软结散结，白芷、薄荷祛风通络，山药健脾益气，茯苓化痰，佛手理气，肉桂温下焦。全方标本兼治，寒热同调。

临床应用：小儿鼻炎腺样体的病因病机千变万化，本方从温阳、益气、祛风、散结4个方面入手，调理腺样体肥大，颈部淋巴结肿大，扁桃体肥大。御淋膏的配方思路与鼻炎腺样体肥大的病机息息相关，是调理小儿鼻炎、腺样体肥大平稳期的重要膏方。另外，御淋膏可用于成人甲状腺结节、小叶增生等。

配伍：

腺体肥大伴有脾虚 —— 御淋膏配陈皮建中膏。

腺体肥大伴有上热下寒 —— 御淋膏配交泰膏。

腺体肥大伴有气郁者 —— 御淋膏配舒木膏。

腺体肥大伴有痰湿者 —— 御淋膏配藿香薏仁膏。

腺体肥大伴有积食者 —— 御淋膏配山楂保和膏。

13.静宁膏

组成：酸枣仁、黄精、莲子、百合、牡蛎。

功效：养心安神。

方义：酸枣仁安神、助眠，为经典安神药；黄精补肺、脾、肾，亦有安神之效；莲子清心除烦，为养心安神之药；百合可清热、除烦、安神，牡蛎重镇安神。

临床应用：本方有很好的安神作用，适用于小儿惊证，小儿情志异常，内分泌紊乱等。小儿入睡困难者，可以睡前服用静宁膏。小儿失眠证少见，舒木膏配静宁膏即可。笔者认为，静宁膏配舒木膏有很好的平衡阴阳的作用，可调节人体内分泌紊乱，适用于小儿早发育、小儿肝郁，成人抑郁症、失眠、焦虑症等。

配伍：

抑郁证——舒木膏配静宁膏。

心火旺者——百合玉竹膏配静宁膏。

14.归元膏

组成：肉桂、干姜、白芷、茯苓、山药、桃仁、山楂、枸杞子。

功效：温补脾肾，利湿，活血化瘀，祛风。

方义：归元膏是根据经典方桂枝茯苓丸设计的。肉桂、干姜温阳散寒，作用于中、下焦，为全方的君药。白芷散寒止痛通络，茯苓健脾利湿，山药健脾，桃仁、山楂活血化瘀；枸杞子滋阴，加强温补下焦的作用。

临床应用：夏季小儿过食生冷，腹部寒气郁闭，导致腹痛，如肠系膜淋巴结炎，可以用归元膏温阳散寒止痛。临床上常见的小儿肚脐冰凉，或手脚凉汗，舌苔白腻水滑；或者女性宫寒、痛经等，凡属下焦寒湿者皆可用归元膏。小儿虚寒体质，吃西瓜等水果后，为防止其寒凉之性，可以服用 1 条归元膏温阳化湿。

配伍：

阳虚寒湿者，归元膏配藿香薏仁膏。

15.五子膏

组成：覆盆子、桑葚子、枸杞子、决明子、莲子、黄精、黑芝麻。

功效：补肾气。

方义：本方是根据五子衍宗丸设计的。覆盆子、桑葚子、枸杞子补肾益精，黄精、黑芝麻滋补肾精。莲子清心火，决明子清肝明目，这两味药又能平衡以上补肾药之热。这是比较平和的补肾膏方，大人、儿童皆适用。

临床应用：临床上小儿身体单薄或瘦小，发育迟缓，往往兼有肾虚之象，或者舌象无神，面色晦暗者，都可以服用五子膏。临床上小儿久病初愈，反复感冒，面黄肌瘦，发育不良等，都是五子膏适用证。成人腰膝无力、肾气亏虚者，或者女性肾气亏虚，月经量少，不孕不育者，也可以服用五子膏。

配伍:

肾虚伴有脾虚者 —— 五子膏配陈皮建中膏。

三、常用小儿膏方组合

膏方可以单独应用,也可以组合应用,每一种膏方组合都对应一种儿科复合证型。我们通过大量的临床观察,总结了36种常用膏方组合,还可以在常用膏方组合的基础上,根据临床灵活加减。

1.白芷息风膏+藿香薏仁膏

适用于小儿外感风邪兼痰湿证,舌苔白腻,舌体饱满,咳痰多或白痰为主,手心易凉汗等。

2.白芷息风膏+百合玉竹膏

适用于小儿风热证,如咳嗽、发热等。常见小儿手脚心热、舌质红、舌体饱满、干咳或者痰黏、黄痰等。

3.白芷息风膏+干姜紫苏膏

适用于小儿阳虚外感或者风寒表实证,畏寒肢冷,舌苔水滑,清涕,咳嗽,如小儿风寒外感,抽动症，或瘟疫、流感初起发热而怕冷者。

4.白芷息风膏＋舒木膏

适用于小儿肝郁外感证或者少阳表证，如小儿咳嗽、鼻炎、腺样体肥大、抽动症等。往往舌体双侧隆起，或翅膀舌、箭头舌，生气易怒等。

5.白芷息风膏＋陈皮建中膏

适用于小儿气虚外感证，多见于小儿久咳或过敏性咳嗽，或过敏性体质：易反复感冒，生长发育迟缓等。舌体单薄，舌苔粗糙且分布不均。

6.白芷息风膏＋山楂保和膏

适用于小儿积食外感证，如小儿积食咳嗽，中焦区白腻苔，舌质微红，痰黏难咳，夜卧不安，口气重，腹胀，过食肥甘厚腻等。

7.百合玉竹膏＋藿香薏仁膏

适用于小儿阴虚痰湿证，如小儿支原体咳嗽、喘证等。或小儿湿热证，如小儿湿热并重之口腔溃疡、疱疹、湿疹等。

8.百合玉竹膏＋山楂保和膏

适用于小儿积食内热证，舌质红，舌苔白腻，如小儿积食咳嗽，积食发热等。

9.百合玉竹膏＋栀子清解膏

适用于小儿内热证或者阳明热盛证，如支原体高热、流感阳明热证等。

10.干姜紫苏膏＋藿香薏仁膏

适用于小儿阳虚外感轻证或虚寒证，多见于小儿虚寒体质，舌苔水润或寒滑，如流清涕、手脚凉、夜咳、面色青等。

11.交泰膏＋藿香薏仁膏

适用于上热下寒兼有痰湿证，如小儿夜卧汗出、久咳、鼻炎腺样体肥大等。往往舌体宽软，舌质暗，舌面水滑或者舌根白腻。

12.交泰膏＋百合玉竹膏／栀子清解膏

适用于小儿上热下寒之高热证，往往伴有手脚尖凉或脚凉手热，服用退烧药可迅速降温者。舌苔白腻或水滑、舌尖红。

13.交泰膏＋白芷息风膏

适用于小儿上热下寒兼外风证或厥阴表证，如小儿咳嗽，抽动症等。下焦区舌苔白腻，中、上焦薄白苔。

14.交泰膏＋舒木膏

适用于上热下寒中郁证，如小儿鼻炎、腺样体肥大、抽动症、成人更年期综合征等。往往舌根白腻，伴有舌体两侧隆起，脚凉，脾气暴躁。

15.交泰膏＋御淋膏

适用于小儿上热下寒的鼻炎、腺样体肥大、扁桃体肿大，如脚凉、打鼾、颈部淋巴结肿大等。多舌面下焦区白腻苔或水滑，舌尖红或苹果舌。

16.陈皮建中膏＋山楂保和膏

适用于小儿脾虚积食证，多见小儿腹胀、厌食、夜卧不安、口气重、面色萎黄、少气懒言等。多舌体单薄，脾胃区厚腻苔。

17.陈皮建中膏＋益元膏

适用于小儿气血亏虚证，体虚乏力，面色晦暗，虚秘等，也可以用于成人气血亏虚证、脱发、月经量少等。

18.陈皮建中膏＋百合玉竹膏

适用于小儿气阴两虚证，如小儿喘证、疾病后期的体质调理等。多舌体单薄，舌质微红，苔薄白。

19.陈皮建中膏＋藿香薏仁膏

适用于气虚痰湿，如咳嗽后期、喘证等，多舌淡苔白腻。

20.舒木膏＋藿香薏仁膏

适用于小儿气郁痰湿证，如鼻炎、腺样体肥大、扁桃体肿大，成人鼻鼾等。多舌体饱满，舌根白腻苔或下焦区厚腻苔。

21.舒木膏＋山楂保和膏

适用于肝郁积食证，如小儿叹气、深呼吸等。多舌体饱满，中焦区白腻苔。

22.舒木膏＋静宁膏

适用于肝郁证，如小儿失眠，烦躁易怒，青少年叛逆，成人抑郁症，失眠，焦虑症等。多舌体两侧隆起，或箭头舌，或舌面布满红点，或心肺区裂纹。

23.舒木膏＋陈皮建中膏

适用于肝郁脾虚证，如便秘，厌食等，也用于小儿体质调理。多舌体宽，两侧微隆起，或中焦区凹陷。

24.白芷息风膏＋陈皮建中膏＋御淋膏

适用于小儿鼻炎腺样体肥大气虚外风型，如清嗓子、打喷嚏、夜咳等。

25.白芷息风膏＋陈皮建中膏＋清润膏

适用于小儿过敏性体质引起的便秘，或者气虚外感兼有便秘。多舌体单薄，淡红舌，舌苔分布不均匀，上焦区舌面粗糙。

26.白芷息风膏＋百合玉竹膏＋藿香薏仁膏

适用于小儿风邪犯肺之重证，如小儿肺炎、剧烈咳嗽，或小儿湿疹，成人皮肤病等。

27.白芷息风膏＋陈皮建中膏＋百合玉竹膏

适用于小儿气阴两虚外风证，如小儿咳嗽、鼻炎、腺样体肥大，或成人新冠后遗症。多舌体单薄，舌微红。

28.白芷息风膏＋舒木膏＋陈皮建中膏

适用于小儿肝郁脾虚外风证，如小儿过敏性咳嗽、鼻炎、腺样体肥大、小儿气虚外感、抽动症等。多舌体两侧隆起，中间凹陷，舌质淡。

29.白芷息风膏＋舒木膏＋干姜紫苏膏

适用于风寒外感兼有肝郁，或少阳证偏风寒者，如小儿寒热往来而偏寒者，或小儿鼻炎、抽动症等。

30.白芷息风膏＋舒木膏＋百合玉竹膏

适用于少阳证偏热者，如小儿寒热往来而热重者，或风热鼻炎。

31.白芷息风膏＋百合玉竹膏＋栀子清解膏

适用于小儿风热重证，伴有发热、咳嗽、头痛、身痛、手脚热，如甲流、新冠等。

32.交泰膏＋舒木膏＋藿香薏仁膏

适用于上热下寒中郁兼痰湿证，往往烦躁易怒、手脚凉、易汗，如小儿鼻炎、腺样体肥大、久咳，成人更年期综合征、失眠等。

33.交泰膏＋白芷息风膏＋藿香薏仁膏

适用于下焦寒兼外风痰湿者，如小儿咳嗽、鼻炎等。

34.交泰膏＋舒木膏＋百合玉竹膏

适用于上热下寒肝郁之热重者，如小儿鼻炎，多动症，成人更年期综合征等。

35.百合玉竹膏＋藿香薏仁膏＋陈皮建中膏

适用于阴虚痰湿兼有气虚，如小儿咳嗽或体质调理。

36.交泰膏＋百合玉竹膏＋藿香薏仁膏

适用于小儿上热下寒兼有痰湿者，或阴虚痰湿伴有下焦寒者，如小儿鼻炎、久咳，或发热后咳嗽等。

附：其他膏方组合

1.归元膏＋舒木膏＋益元膏

适用于女性痛经、宫寒、寒性疼痛等。

2.舒木膏＋陈皮建中膏＋益元膏

适用于气血亏虚兼有肝郁。

3.交泰膏＋舒木膏＋白芷息风膏

适用于肝郁外感兼有下焦寒者。

4.白芷息风膏＋舒木膏＋山楂保和膏

适用于积食外感重证。

5.干姜紫苏膏＋藿香薏仁膏＋陈皮建中膏

适用于阳虚痰湿兼有气虚者。

6.百合玉竹膏＋藿香薏仁膏＋山楂保和膏

适用于阴虚痰湿兼有积食者。

7.白芷息风膏＋陈皮建中膏＋藿香薏仁膏

适用于小儿气虚外感兼痰湿重者，如肠胃性感冒上吐下泻者，久咳等。

8.交泰膏＋白芷息风膏＋百合玉竹膏

适用于风热兼下焦寒证，如流感发热、外感咳嗽等。

四、膏方注意事项

（1）膏方服用量：

3～8个月，早晚各1次，每次各半条。

8个月至6岁，早晚各1次，每次各1条。

6岁以上，根据病症，可适当增加用量和频率。

高热的孩子，3h 服用 1 次，连服 3 次或 4 次。

（2）膏方虽为药食同源之品，但有寒热补泻之性，请家长在专业人士指导下给孩子服用。

（3）如果患儿同时服用其他中西药，最好间隔1h 服用膏方，或暂不服用膏方。

（4）服用方法：可用温水冲服，也可直接服用。

（5）排风反应：服用膏方期间，可能出现排风反应。如服用白芷息风膏，出现类似于皮肤瘙痒，荨麻疹，湿疹，眼部水肿等，一般 24h 自行消退，也可配合炉甘石洗剂外用；或者出现发热，咳嗽等症状，这是排风反应，并不是过敏反应。尤其是过敏性体质，易出现。小儿出现排风反应是好事，身体素质会越来越好，生长加速，面色红润。

（6）膏方用于体质调理，可长期服用，也可配合外治疗法。

（7）各种膏方组合，根据体质辨证，灵活搭配用量。

（8）糖尿病、高血压患者禁止服用。

第四章　小儿常见疾病

一、小儿发热

　　小儿发热为儿科常见症状，多由外感引起，一年四季常见，有季节性发作的特点。临床上要熟悉现代医学儿科疾病的发热特点，规避风险。本篇重点讨论常见小儿外感发热。

　　现根据小儿发热的特点，分型辨证如下：

1.上热下寒

　　表现：体温 38℃以上，甚至高达 40℃，手脚尖凉，舌苔水滑，或舌根白腻、舌尖红。服退烧药可短暂退烧，不久温度会再度升高。微咳或不咳，无全身畏寒。

　　膏方：交泰膏配百合玉竹膏（或栀子清解膏）。

　　注：小儿过食寒凉，或素体下焦寒，导致上热下寒。一旦外感，寒邪直中下焦，正邪交争，为六

经之厥阴表证之热证。

2.风寒外感

表现：手脚冰凉，全身酸痛，喜热饮，或发热时全身畏寒，高热反复不退，舌质鲜红或水滑。常见小儿流感、新冠感染初期或反复扁桃体感染等。

膏方：白芷息风膏＋干姜紫苏膏。

虚寒轻证，低热，手脚凉者，干姜紫苏膏配藿香薏仁膏。

3.风热外感

表现：头痛，身痛，咽痛，手脚热，咳嗽，高热反复不退，舌质红。

膏方：白芷息风膏＋百合玉竹膏＋栀子清解膏。

如果咳嗽明显者，加藿香薏仁膏；低热，风热轻证，白芷息风膏配百合玉竹膏；热象重者，百合玉竹膏、栀子清解膏加倍。

4.阳明热盛

表现：体温38℃以上，手脚热，服用退烧药后体温不降，或略有下降，舌质红，苔干，或午后发热。

膏方：栀子清解膏配百合玉竹膏。

阴虚肺燥，服用退烧药不出汗者，重用百合玉竹膏；湿重者，加藿香薏仁膏；积食者，加山楂保和膏；反复高烧，入夜尤甚者，重用百合玉竹膏。肝郁热盛者，加舒木膏。

5.少阳发热

表现： 寒热往来，忽冷忽热，素体肝郁，或郁闷不舒，舌体两侧隆起，或箭头舌，右脉粗、充气感。

膏方： 白芷息风膏配舒木膏。

热重者，加百合玉竹膏；寒重者，加干姜紫苏膏。

此外，临床上还有小儿惊吓发热、幼儿急疹等。小儿高热须3h服用1次膏方，连吃3次。小儿发热期间，应保持大便通畅。如果便秘，可服用百合玉竹膏配清润膏，或使用开塞露。

临床上应熟悉掌握各种西医儿科疾病发热的特点，如川崎病、肺炎、脑炎，喉炎等，避免误诊。

临床反馈：

案例一：

亲身体验膏方效果。低热，头痛，全身无力，吃了2次白芷息风膏配舒木膏。第2d早晨烧退，头也不痛了，只有鼻涕。

案例二：

孩子发热 39℃，嗓子红，流清鼻涕，偶尔咳，手脚心热，服用交泰膏配栀子清解膏，3h1 次，第 2d 早晨烧退。

案例三：

孩子积食内热，扁桃体发炎，体温 38.5 ~ 39℃，吃退烧药无汗出。服用交泰膏配栀子清解膏，6h 吃 3 次，中间吃了 2 条山楂保和膏，体温慢慢降下来。当晚未发热，第 2d 孩子精神状态好。

案例四：

7 岁女孩，阴虚体质，淋雨后发热 39.5 ~ 39.8℃，伴腹痛（艾灸后减轻），头痛，精神差，眼袋黑，1d3 次高烧，没吃退烧药。当晚服用白芷息风膏、栀子清解膏。第 2d 早中晚服用交泰膏、白芷息风膏、栀子清解膏，每次各 1 条，孩子大便 3 次，发热 1 次（39.8℃，服用退烧药）。第 3d、第 4d 继续服用上述 3 种膏方巩固，孩子未发热。

案例五：

5 岁女孩，反复发热 3d，38.9℃，多次服用退烧药。患儿平素喜欢凉食，交泰膏、栀子清解膏、舒木膏 3 种一起服用，6h3 次，第 2d 早晨体温恢复正常。

案例六：

孩子发热且手脚冰凉，使用了白芷息风膏、栀子清解膏、交泰膏，吃了 2 次，第 2d 白天开始退烧，下午 5 ~ 6 时温度再次升高，最高 39.3℃且手脚冰凉，继续服用膏滋。第 3d 孩子开始流清涕、咳嗽，依然是傍晚发热伴随手脚冰凉。第 5d 服用 2 支干姜紫苏膏，流涕、咳嗽症状明显好转，没有发热，手脚温热。

案例七：

患儿，女，8 岁，过多摄入饮料后凌晨呕吐、无异味，舌苔白。中午发烧，头晕，额头、手、背、腹烫，脚凉（上热下寒），喝水会吐。在背部和华盖穴刮痧、拔罐，太阳穴拔罐。配合泡脚，服干姜紫苏膏，呕吐停止，晚上退烧。第 2d 神疲乏力，服用 2 条陈皮建中膏，下午 2 时，孩子生龙活虎去跳舞了。孩子平时身体素质好，偶尔吃山楂保和膏陈皮建中膏。

案例八：

患儿，男，5 周岁，半夜高热 39.3℃，喝了退烧药，手脚冰凉，无汗，寒战，咳嗽，轻微流鼻涕，4d 没拉大便。孩子有过敏性鼻炎史，鼻甲肥大。诊断为外感积食发热，早上孩子冷战严重，喝下 2 条干姜驱寒后呕吐，之后配合艾灸大椎、命门、涌泉，开塞露通大便。半小时后孩子体温恢复，睡觉出汗，1h 后再次发热 39.1℃。家长反馈 3d 前饮食无节制，摄入杂乱，且孩子肚皮的温度高于任何地方，膏滋调整为栀子清解膏、交泰膏、百合玉竹膏。下午 15：30 时温度升高至 38.5℃，手脚不冷，唇红，膏滋：1 条栀子清解膏 + 2 条百合玉竹膏，19：30 退热至 37℃，21：00 时吃 2 条百合玉竹膏 + 1 条山楂保和膏，深夜 12 时退热至 36.5℃。白芷息风膏 + 藿香薏仁膏 + 百合玉竹膏各 1 条，连续吃 2d 痊愈。

案例九：

患儿，男，11 岁。主诉：轻微鼻炎，发热 39.5℃，头疼头晕厉害，不思饮食，大便 2d 未解。辨证：舌质偏红，舌前端凹陷，舌中后区白腻苔，上热下寒体质。配膏：白芷息风膏、百合玉竹膏、栀子清解膏各 2 条，早中晚各 1 次，晚上腹泻 2 次。第 2d 烧退，流清鼻涕，咳嗽声重，舌苔厚腻，白芷息风膏、藿香薏仁膏、山楂保和膏各 1 条，早中晚各 1 次，咳嗽减轻。

案例十：

女，32 岁，阳性病例，待转运期间发热，服退烧药能退到 38.9℃。次日 3：30，高烧 39.8℃，头晕头痛耳鸣，脚冷，手热，身上痛，服用 2 条干姜紫苏膏。12：40 发热 38.1℃，头痛、干热，1 条交泰膏 + 百合玉竹膏 2 条。14：40 发热 37.7℃，左侧头痛、干热，白芷息风膏 + 百合玉竹膏 + 栀子清解膏各 1 条，吃完睡觉。21：50 出汗，退热至 36.7℃。

二、小儿鼻炎与腺样体肥大

现代医学认为，小儿鼻炎是指多种原因引起的小儿鼻腔黏膜或黏膜下组织发生炎症反应的疾病，主要表现为鼻痒，流鼻涕，鼻内异物感，喷嚏等。

小儿腺样体肥大是指咽部感染或反复炎症刺激，引起腺样体病理性增大，可引起鼻塞、流涕、耳闷、耳痛、听力下降、咽部不适等。手术预后一般较好，有复发可能。

从中医的角度讲，小儿外感六淫，调摄失度，邪气阻滞鼻窍，导致气机紊乱，或寒湿内生，或痰湿阻滞，或寒热错杂等，从而形成小儿鼻渊等证候。其病因病机复杂，可以从下面几个方面认识：

（1）风 —— 是指外感风邪引起的咳嗽、流涕、鼻塞等鼻炎症状。

（2）寒 —— 是指心肺阳虚，或脾肾阳虚，寒邪乘虚而入，或寒湿内生，如舌苔水滑、手脚凉，或上热下寒等。

（3）湿 —— 是指痰湿阻塞鼻窍引起的舌苔白腻、痰多、鼻涕、咳痰等。

（4）燥 —— 是指感受燥邪引起的口干、鼻干、流鼻血、舌苔干燥、阴虚痰湿舌象等。

（5）火 —— 是指素体内热或者过食膏粱厚味引起的舌质红、脾气暴躁、易饥、痰黄等。

（6）气 —— 是指气郁或气虚，如肝郁、气虚、脾虚等。

如以上各种病因互相组合，层层叠加，临证悉心观察，各种膏方灵活搭配，才能取得更好的疗效。各种常见证型总结如下：

鼻炎腺样体分型辨证：

1.气郁外风

表现：鼻塞，或浓绿鼻涕，舌体饱满，或箭头舌，或舌体双侧隆起，或翅膀舌，患儿脾气急躁、易怒。

膏方：白芷息风膏配舒木膏。

痰湿重者，加藿香薏仁膏；气虚者，加陈皮建中膏。

2.上热下寒

表现：鼻甲肿大，扁桃体大，腺样体增生，鼻鼾，脚冷，或颈部淋巴结肿大，舌质暗红，或舌根白腻。

膏方：交泰膏配藿香薏仁膏。

兼热重者，加百合玉竹膏；肿大者，可以交泰膏配御淋膏，肝郁者，加舒木膏。

3.气虚外风

表现：过敏性体质，晨起喷嚏、鼻塞，易反复发作，脾胃虚弱，舌体单薄，舌面粗糙。

膏方：白芷息风膏配陈皮建中膏。

若气阴两虚者，加百合玉竹膏；下焦寒者，加交泰膏；鼻塞者，加舒木膏。

4.痰热阻窍

表现：舌体肥大，舌质稍红，白腻苔分布均匀，或支原体感染或咳，入夜鼻塞，手心热。

膏方：百合玉竹膏配藿香薏仁膏。

肝郁者，加舒木膏；积食者，可加保和膏。

5.下寒外风

表现：流涕，咳嗽，舌根白腻苔，心肺区薄白苔，反复外感，脉虚大、抖动。

膏方：交泰膏配白芷息风膏。

若兼有痰湿者，加藿香薏仁膏；若兼气虚者，加陈皮建中膏。

6.风热外感

表现：鼻甲肥大，黄涕，夜间鼻塞，经常出鼻血，舌质稍红。

膏方：白芷息风膏配百合玉竹膏。

热重者，重用百合玉竹膏。

7.风寒外感

表现：形寒肢冷，鼻塞，咳嗽，舌苔水腻，面色青，清涕，伴有尿床。

膏方：白芷息风膏配干姜紫苏膏。

肝郁者，可加舒木膏。

8.气郁痰湿

表现：张口呼吸，鼻鼾，舌体饱满，或肝郁舌象，舌根白腻厚苔。

膏方：舒木膏配藿香薏仁膏（或御淋膏）。

内热者，加百合玉竹膏；若中焦不通，积食者，舒木膏配山楂保和膏。

9.虚实夹杂

表现：寒热错杂，反复不愈，鼻甲肥大，腺样体肥大，扁桃体肿大，腺样体面容或者夜咳，或晨咳，打喷嚏，或清嗓子，或流涕，或舌象丑陋，或舌象正常，或采用其他方法无效者。

膏方：御淋膏

痰湿重者，加藿香薏仁膏。下焦寒者，加交泰膏。肝郁者，加舒木膏。外感风邪者，加白芷息风膏。阴虚内热者，加百合玉竹膏。气虚者，加陈皮建中膏。

临床上小儿鼻炎、腺样体肥大、扁桃体肿大等病证有时是单一证型，有时会不同阶段呈现不同的证型，一定要随时调整配方。如前期气郁外风，服用膏方后变为气郁痰湿或者阴虚痰湿；如前期上热下寒，中期气郁外风，后期变为气郁痰湿；如前期气虚外风，吃膏后变为阴虚痰湿等。

鼻炎腺样体肥大发作期以祛邪为主，缓解期重在固本扶正，平衡阴阳。如气虚痰湿者，用陈皮建中膏配藿香薏仁膏；气阴两虚者，陈皮建中膏配百合玉竹膏；肝郁脾虚者，舒木膏配陈皮建中膏；虚实夹杂者，可以御淋膏加减，如气虚者加陈皮建中膏等。

调理中，一定要严格忌口，尤其是各种奶制品、水果等。须与家长充分沟通，让其理解忌口的重要性。膏方辨证与外治调理结合，临床效果更上一层楼。

以上思路，仅供参考，"三因"制宜，切不可生搬硬套。

临床反馈：

案例一：

4岁女孩，扁桃体肿大Ⅱ～Ⅲ度，咽喉异物感，上午服用御淋膏配舒木膏，晚上服用御淋膏、舒木膏、百合玉竹膏。服用 2 次后，扁桃体缩小至 I 度，口中异物感消失。

案例二：

5 岁男孩，鼻炎腺样体肥大，舌体饱满，服用舒木膏配藿香薏仁膏各 2 盒，睡觉打鼾停止，闭嘴呼吸，说话时还像嗓子里含着糖一样，但症状减轻，继续调理。

案例三：

孩子腺样体、扁桃体肥大，睡觉打鼾停止，轻微抽动，服用白芷息风膏配舒木膏各 1 盒，后交泰膏配御淋膏各 1 盒，孩子不再打鼾，扁桃体明显变小，只是有点注意力不集中，其他症状都消失。

案例四：

5 岁男孩，鼻炎、腺样体肥大，身高、体重偏低。鼻炎发作，夜卧不宁，鼻塞严重，舌体单薄、薄白水腻苔。服用白芷息风膏配藿香薏仁膏无效，后白芷息风膏配干姜紫苏膏，立竿见影，夜间鼻塞逐步减少。后坚持服用数周，患儿状态良好，颈部淋巴结缩小。

案例五：

9 岁孩子，鼻炎，扁桃体肿大Ⅲ度，打鼾，抽动（噘嘴、肩膀抽动），流清涕。推拿调理配合服用白芷息风膏和百合玉竹膏，3d后打鼾改善。服舒木膏、百合玉竹膏各2盒，2周后噘嘴明显好转，肩膀抽动减轻。后期配合陈皮建中膏、白芷息风膏，抽动消失，扁桃体缩小。

案例六：

4岁女孩，鼻炎，以鼻塞、吸鼻症状为主，每次发作要用激素喷剂才能缓解。推拿配合膏方，前期归元膏配百合玉竹膏，3次调理后鼻塞缓解，睡眠改善，偶尔吸鼻子。15次调理后，症状大大缓解。

案例七：

4岁孩子，慢性鼻炎，平时有鼻塞、流涕、打喷嚏、搓鼻症状，便秘，夜卧不安，外感后易喘。服用百合玉竹膏、藿香薏仁膏1周后，咳喘消失。继续调理鼻炎，交泰膏配藿香薏仁膏，10次头面部鼻炎调理，鼻通保健包泡脚。2周后，鼻炎症状消失，胃口佳，睡眠良好，二便正常。

案例八：

姐妹2人，姐姐右侧扁桃体肿大，已做腺样体手术，头顶头发被自己扯掉许多，推拿配合膏方调理16d，期间用白芷息风膏、舒木膏1周，御淋膏、藿香薏仁膏1周，长出新头发，扁桃体明显缩小。

妹妹有鼻炎，早晚流鼻涕、咳嗽，鼻甲肿大，腺样体堵塞 2/3，膏滋配鼻炎腺样体手法，服用交泰膏、藿香薏仁膏 1 周，山楂保和膏、白芷息风膏、百合玉竹膏 1 周。调理 16d 后，鼻甲缩小，鼻涕、咳嗽消失，腺样体明显缩小。

案例九：

5 岁男孩，鼻腔堵塞 2/3，腺样体 1/2。经常打呼噜，抽鼻子，张口呼吸，医院治疗几个月反反复复。推拿配合膏方，服交泰膏、藿香薏仁膏、舒木膏 2 周，打鼾、抽动明显改善；第 3 周用交泰膏、御淋膏，鼻甲、腺样体缩小；第 4 周打鼾基本缓解，鼻炎得到有效控制，后期继续调理。

案例十：

3 岁女孩，腺样体肥大 90%，打鼾，张口呼吸，推拿、泡脚、熏鼻，配合膏方：交泰膏配陈皮建中膏、交泰膏配藿香薏仁膏、舒木膏配藿香薏仁膏、舒木膏配陈皮建中膏调理 1.5 个月，孩子打鼾消失，鼻呼吸，体质增强，气色改善。

案例十一：

4 岁男孩，鼻炎、腺样体肥大（90%），因支气管肺炎在医院输液 2 个月。患儿属于过敏性体质，脾气大。阴虚痰湿外感舌象，脉滑数。推拿配合膏方：白芷息风膏、百合玉竹膏、藿香薏仁膏。第2d 咳嗽减轻，第 6d 换舒木膏、藿香薏仁膏。调理1.5 个月后，腺样体缩小到 45％，已不打鼾。

案例十二：

7 岁男孩，长期黄鼻涕，腺样体 60％，面色晦暗，过敏性体质，气虚外感，建议服用白芷息风膏、陈皮建中膏，1 周后鼻涕止；患儿清嗓子，服用交泰膏、藿香薏仁膏，1 周后症状消失。

案例十三：

5 岁女孩，腺样体肥大，张口呼吸，积食，夜卧不安。服用御淋膏、山楂保和膏 1 周，打鼾消失；服用 2 周，舌苔消退干净，颈部天容穴淋巴结明显缩小。建议继续调理。

案例十四：

7 岁男孩，腺样体面容，颈部淋巴结触诊明显，长期保健推拿，但易清嗓子、咳嗽，面色无华。御淋膏、陈皮建中膏 2 周，清嗓子消失，气色好。建议继续调理，直至颈部淋巴结肿大消失。

案例十五：

5 岁男孩，鼻炎，腺样体肥大堵塞 90％，长期鼻塞，下眼袋肿大青紫，晚上睡觉憋气、打呼噜，睡着后反复憋醒，晚上家长轮流值班看护。天津、北京儿童医院进行了诊疗，孟鲁司特钠和生理盐水冲洗鼻腔，2个月效果不佳，孩子脾气反而越发暴躁。

膏滋第1周：御淋膏＋舒木膏，呼噜减轻。第2周：御淋膏＋藿香薏仁膏，鼻涕没了，呼噜声消失，憋气也减轻了。第3周：白芷息风膏＋舒木膏，鼻音不重了，可用鼻腔正常呼吸。第4周：御淋膏＋舒木膏。经过1个月的调理，鼻炎好了，腺样体拍片显示由原来堵塞90%缩小到50%。

案例十六：

2岁男孩，腺样体肥大，阻塞鼻腔90%，打鼾，张口呼吸，鼻塞，服交泰膏、百合玉竹膏、藿香薏仁膏5d，排出大量鼻涕，打鼾、张口呼吸改善；服白芷息风膏、舒木膏3d，打鼾、张口呼吸进一步改善；用舒木膏、藿香薏仁膏1周，打鼾、张口呼吸消失。在此期间患儿用以理气化湿为主的中药泡脚。

案例十七：

9岁孩子，从小体弱多病，经常输液吃药，有过敏性鼻炎，鼻甲肿大，扁桃体也肿大，夜间睡觉张口呼吸，肠系膜淋巴结炎，眼部抽动，浅表性胃炎，没有食欲，入睡困难，夜卧不安。感冒住院半个月，刚出院 3d，呕吐。配膏：白芷息风膏＋陈皮建中膏＋清润膏，2 周，能吃饭了，大便正常，鼻甲减小。第 2 次配膏：交泰膏＋藿香薏仁膏，3d 鼻子就通气了，鼻甲也消了很多，10 ~ 20min 就可以睡着，睡着后也不翻身了。

附：天容区淋巴结触诊

判断腺样体肥大的程度，除了常规检查，还可以通过触摸天容穴（胸锁乳突肌前缘，下颌角后方）前下方深层淋巴结，来判断肥大的程度：浅层，颗粒状淋巴结，如花生米大小，往往代表鼻炎。如果在深层，圆柱状淋巴结代表腺样体肥大，如达到孩子拇指 2/3 大小，可能腺样体肥大达到 80％；如果再小点，可能 60％，以此类推。如果淋巴结肿大具有充气感，说明是急性期，可以通过调理迅速缩小。如果淋巴结呈不规则形状，边缘清晰，质地坚硬，往往是稳定期或手术后。也有的患儿急性期腺样体阻塞严重，但是淋巴结并不大，说明腺样体急性水肿，经过治疗可以很快消退。

天容区淋巴结的触诊可以从大小、数量、形状、质地等方面入手，如果在调理中，天容穴区淋巴结逐渐萎缩，说明腺样体逐渐缩小。所以在调理过程中，除了观察临床症状，参考淋巴结大小变化，更加准确地判断调理效果，有助于制订下一步调理方案。天容区淋巴结触诊具有重要的临床价值。

三、常见小儿咳嗽辨证

内经云：五脏六腑皆令人咳，非独肺也。五脏六腑功能失调，外感内伤皆会引起小儿咳嗽。现将各种常见咳嗽分型如下：

1.白芷息风膏证

风邪犯肺，最易引起小儿咳嗽，而小儿体质不同，咳嗽的辨证分型也不同，疾病往往跟着体质走。外感风寒，形寒肢冷，舌苔水滑，宜解表散寒，白芷息风膏配干姜紫苏膏；风热外感，手脚热，头痛，宜解表清热，白芷息风膏配百合玉竹膏；素体气虚，或者久病成虚，神疲乏力，咳声无力，反复咳嗽，宜补气解表，白芷息风膏配陈皮建中膏；小儿积食内热，汗出受风，宜解表消食，白芷息风膏配山楂保和膏；小儿素体肝郁，或课业压力大，父母管教过严，一旦受风，成肝郁外感，宜解表疏肝，白芷息风膏配舒木膏；素体痰湿，外感风邪，宜解表化湿，白芷息风膏配藿香薏仁膏；素体气阴两虚体质，外感风邪，或久咳成气阴两虚，或新冠久咳，宜滋阴益气解表，白芷息风膏配陈皮建中膏、百合玉竹膏；小儿肺炎，剧烈咳嗽，风、湿、热俱盛者，白芷息风膏配百合玉竹膏、藿香薏仁膏。

2.百合玉竹膏证

素体阴虚或燥邪犯肺，易引起小儿阴虚咳嗽或喘证，如支原体咳嗽，阴虚痰湿，百合玉竹膏配藿香薏仁膏；久病成虚，气阴两虚者，百合玉竹膏配陈皮建中膏；积食内热者，百合玉竹膏配山楂保和膏；阴虚痰湿，兼下焦寒者，百合玉竹膏配藿香薏仁膏、交泰膏。

3.交泰膏证

素体下焦阳虚或过食寒凉，导致小儿脾肾阳虚，上热下寒，生痰、生湿，致小儿咳嗽，交泰膏配百合玉竹膏、藿香薏仁膏；阳虚痰湿者，交泰膏配藿香薏仁膏；下寒外风者，交泰膏配白芷息风膏；阳虚肝郁者，交泰膏配舒木膏。

此外，小儿外感虚寒咳嗽，可用干姜紫苏膏配藿香薏仁膏；小儿咳喘后期，气虚痰湿，可用陈皮建中膏配藿香薏仁膏，等等。

小儿咳嗽虽常见，但证型变化多端。要想掌握，须多临床，多总结。而且疾病前后，证型也会发生很大变化。如前期为白芷息风膏证，后期变为百合玉竹膏证，或变为交泰膏证。

调理过程中，应时时顾护小儿正气，切不可随意攻伐。调理小儿咳嗽并不难，贵在辨证精准。临床上小儿咳嗽历经数月之久，一旦辨证准确，即效如桴鼓。小儿膏方辨证，实为小儿健康之福祉。

临床反馈：

案例一：

女孩，6个月时得过肺炎，经常住院，目前肺炎咳喘，服用白芷息风膏、百合玉竹膏、藿香薏仁膏，配合推拿，历经退烧、上痰、排痰的过程，7d后康复。

案例二：

4岁患儿，先后2次住院，前后相差3d。夜卧不安，头汗，四肢疼痛，易饥，大便球状，常腹痛，手脚心热，体温37.1℃。服用白芷息风膏、百合玉竹膏3d，体温正常，流涕、咳嗽。家人焦虑，雾化 1 周无效。又服用白芷息风膏，藿香薏仁膏 3d，咳止。继续服用 3d，患儿诸症消失，大便正常。

案例三：

5 岁男孩，突发咳嗽，以夜间频繁咳嗽为主，白天偶尔咳嗽，而且有上痰的声音，吃了 2d 止咳糖浆无效果。舌苔黄腻，口气重，腹胀如球，3d 未排便，判断为积食咳嗽，揉腹配合山楂保和膏，当天排便、咳止，继续服用 2 盒山楂保和膏巩固。另有一 3 岁半男孩，断续咳嗽 2 个月，舌苔中下部白腻水滑，舌边尖红。多食水果，一次能吃 3 ~ 4 个丑橘。嘱忌口，服用交泰膏配藿香薏仁膏，第 2d 身上起了好多疹子，2d 后疹消咳止。

案例四：

5 岁半女孩，吃西瓜后连夜咳嗽，之前也经常咳嗽，每次生病 15 ~ 20 天，咳嗽期间辗转医院、诊所，中西药、雾化效果都不明显。阴虚痰湿舌象，服用百合玉竹膏、藿香薏仁膏，当晚未咳，3d 后基本不咳了。又配合 5d 推拿，孩子康复。

案例五：

9 岁男孩，咳嗽近 1 个月，期间分别采用雾化，间断口服通宣理肺颗粒、橘红颗粒、阿奇等中西药物；现咳嗽频繁，咳声绵长，干咳无痰。面色红黄隐隐，舌尖红，舌体前半部白厚、中后部黄腻，寸脉滑数浮，两侧咽喉红，鼻甲Ⅱ度红肿。此为气郁寒凝，外寒内热。白芷息风膏配舒木膏，每次各1支，2次/d。第2d明显减轻，后连续服用各1盒，咳嗽基本痊愈。

案例六：

9岁男孩，断续咳半月有余，分别口服头孢、止咳糖浆等药物，均有一定效果，停药后即反复。前几天晚上吃火锅后咳嗽立即加剧。现咳嗽频繁，夜咳影响睡眠，咳嗽有痰；咳声高亢，有欲咳不出之状。舌尖红，有红色乳突，舌苔白厚，左侧苔薄，右侧苔厚。咽喉部略红，鼻甲Ⅱ度红肿，鼻腔润，双侧呼吸音正常。上热下寒，少阳证。前2d干姜紫苏膏、白芷息风膏各1支，2次/d。后6d舒木膏、藿香薏仁膏各1支，2次/d。口服膏方3d后咳嗽明显减轻，夜寐可；服用6d后，偶有几声咳嗽，已不影响生活学习。

案例七：

6岁男孩，断续咳嗽半个月，夜晚咳嗽频繁，白天咳嗽减轻。咳嗽有白稀、黏痰，之前曾口服头孢等多种药物，平素喜欢吃肉。舌尖红，有红色乳突，舌中线右偏，舌苔薄白，舌质润，脉滑数、弦，腹微胀。鼻甲Ⅱ°红肿，咽喉壁红肿，寒热夹杂，半表半里厥阴证。第1d：白芷息风膏、藿香薏仁膏每次各2支，2次/d，第3d藿香薏仁膏、山楂保和膏每次各2支，2次/d，连续服用5d后咳嗽基本痊愈。

案例八：

6岁女孩，肺炎咳嗽，听诊湿啰音，血象正常，医院输液1周无效。诊断为阴虚痰湿咳嗽，建议服用藿香薏仁膏、百合玉竹膏，早中晚各1次，每次各1条，配合肩胛区刮痧，3d后咳止。孩子还患有严重荨麻疹，夜晚奇痒，服中药效果不理想。建议服用白芷息风膏、陈皮建中膏、藿香薏仁膏、百合玉竹膏、舒木膏，根据症状灵活搭配，周末推拿、艾灸。不到2个月，荨麻疹消失。

案例九：

咳喘痰多的孩子，先用排痰手法，把体内大量痰湿排出，有的孩子甚至能吐出大量痰。然后根据痰的颜色搭配膏方，如白痰，用干姜紫苏膏配藿香薏仁膏。

案例十：

女孩一咳嗽就会引发肺炎，必须去医院输液。

这次孩子咳嗽，上午服用白芷息风膏、干姜紫苏膏，晚上服用白芷息风膏、藿香薏仁膏，3d后孩子就不咳嗽了。

案例十一：

3岁男孩，主诉流鼻涕，打喷嚏，眼部瘙痒，流泪，低热，咳嗽声清脆。查体面色白、苔白、口气酸臭、四肢欠温、大便正常。脐灸配合白芷息风膏、山楂保和膏。服用膏方15min后，打喷嚏、眼部瘙痒、流眼泪症状消失。第3d反馈不发热，偶尔流清涕，口气减轻，脉浮。第4d，症状全部消失，脉象正常。

案例十二：

5岁男孩，肺炎，医院输液15d。初诊精神差，乏力，咳嗽有痰，腹痛，舌苔厚腻，鼻塞，咽痒，手脚热。推拿、脐灸配合膏方：白芷息风膏、百合玉竹膏、藿香薏仁膏、舒木膏。3d后患儿精神状态好，食欲强。8d后，症状全部消失，百合玉竹膏、藿香薏仁膏各1盒巩固。

案例十三：

5岁女孩，1个月前肺炎住院，后反复咳嗽，这一次咳嗽加重再去医院检查又是肺炎，细菌感染。低热，扁桃体红，咳嗽频繁，鼻炎导致鼻后滴漏。第 1d 通过海盐清洗鼻涕排出分泌物，推拿后背肩胛区，天柱骨刮痧引火下行，配合泡浴。第 2d 出现全身瘙痒发高烧的现象，说明孩子阳气充足，病邪往外排。重点手法扶阳气，宣肺止咳，搭配 3d 的膏滋量：百合玉竹膏、白芷息风膏、藿香薏仁膏 2 次 /d，每次各 2 条。第 3d 完全退烧。第 4d 家长反馈有大量的黄痰，浓鼻涕排出，晚上咳嗽减轻，不再发烧。后换交泰膏、御淋膏坚持吃 1 个星期，孩子痊愈，精神状态变好。

案例十四：

5 岁女孩。10 月 10 日晚上放学回家偶咳，夜里加重。11 日早上起床胸闷不舒，早餐食欲减退，哮鸣音，咳频，躺下加重。上午推拿，配合服用 2 条藿香薏仁膏、2 条百合玉竹膏、1 条白芷息风膏。下午 14：00 左右又按上方吃了 1 次，晚上哮喘症状缓解大半，食欲一般，夜里不再咳嗽。12 日躺下时轻微咳喘，继续按时服用膏滋 2 次。13 日服用膏滋百合玉竹膏、藿香薏仁膏、白芷息风膏各 1 支，精神状态恢复正常。

案例十五：

5 岁女孩，输液 15d，反复咳嗽，推拿 20 次后效果不明显。患儿舌体薄扁，舌质微红，舌面无苔，服用白芷息风膏、百合玉竹膏、藿香薏仁膏，晚上一次都没咳，睡眠安稳，3d痊愈。

案例十六：

5岁男孩，有咳喘史，服用抗生素、雾化无效。现严重干咳，喘息不停，缺氧烦躁状态，手脚心热，头汗，眼睛充满血丝，舌苔中后部薄白苔，舌质红，考虑肝郁化热外感。用舒木膏＋百合玉竹膏＋白芷息风膏，用药后2h咳嗽减少90%，喘息已停，眼睛充血情况已退。中午、下午继续按原方配膏，晚上只是偶尔咳嗽。

四、小儿支原体咳嗽

小儿支原体感染在临床上多见。支原体是一种介于细菌与病毒之间的微生物，刺激气管就会引起咳嗽。主要以干咳为主，痰液难以排出；咳嗽持续时间比较久，可持续2～4周；临床上一般采用大环内酯类抗生素治疗，如阿奇霉素、红霉素、罗红霉素等。

支原体可由口、鼻分泌物经空气传播，引起散发和小流行；儿童和青少年为易感人群，有2～3周潜伏期；可混合细菌病毒感染。肺炎支原体是人类原发性非典型肺炎的主要病原体之一。病理变化主要是间质性肺炎，急性支气管炎。常年皆可发病，以秋冬季最为多见。

目前临床诊断的主要方法为血清学检测。一般在感染1周左右才能检测到抗体，主要为IgM。单次支原体抗体滴度大于1∶160为近期感染或急性感染。

小儿支原体属于中医六淫中的"燥"邪，内陆干燥地区比沿海更易高发。燥邪伤阴，所以支原体咳嗽往往以干咳为主。燥邪又会与火邪、痰湿、气虚等体质结合，形成临床上的各种证型。支原体感染的舌象，往往舌体宽厚，舌质红，苔白细或白腻。支原体感染的脉象，往往右脉浮，粗，中空，无力。当然，因体质差异，舌象、脉象亦有差异。支原体可在体内长期存留，脉象不典型，表现为粗、柔、空。

支原体咳嗽辨证分型

1.阴虚火旺

表现：反复高热不退，舌质红，舌苔白干或白细，咳嗽，无痰或少痰。服用退烧药效果不明显，脉粗、热、强。

治则：清热泻火

膏滋：百合玉竹膏＋栀子清解膏，一般 2～3h 服用 1 次，连服 3～5 次。

2.阴虚痰湿

表现：反复咳嗽，甚至引起肺炎，舌体宽厚，苔白腻或干。服用阿奇有效，但易反复。右脉浮、粗、中空、柔。

治则：滋阴化痰。

膏滋：百合玉竹膏＋藿香薏仁膏。伴有积食者，可以加山楂保和膏。下焦寒者，加交泰膏。

3.气阴两虚

表现：干咳，疲劳，舌质淡，舌体宽。

治则：滋阴益气

膏滋：百合玉竹膏＋陈皮建中膏。痰湿重者，加藿香薏仁膏。

临床反馈：

案例一：

小儿支原体肺炎，发烧 37.8℃，鼻塞头痛，咳嗽后呕吐，雾化后咳嗽未见好转，服用百合玉竹膏、藿香薏仁膏1周，配合推拿、艾灸，患儿康复。另外一个孩子吃了雪糕后上吐下泻，咳嗽有痰，阴虚痰湿舌象，推拿同时配合百合玉竹膏、藿香薏仁膏，2d不再咳嗽，3d后大便、饮食恢复正常。

案例二：

9个月的宝宝，支原体感染引发高烧，前2d百合玉竹膏配合抗生素，患儿退烧。开始咳嗽，调整为百合玉竹膏配藿香薏仁膏，1周后康复。

案例三：

小儿支原体细菌感染，医生建议服用阿奇霉素、头孢等，家长拒绝。患儿咳嗽，伴黄鼻涕，推拿刮痧，服用百合玉竹膏、藿香薏仁膏，3d后痊愈。后期服用陈皮建中膏、山楂保和膏调理体质。

五、小儿过敏性咳嗽

现代医学认为，小儿过敏性咳嗽是指由于小儿过敏性体质引发的慢性咳嗽，抗过敏治疗可有效缓解症状。最主要的临床表现是长期阵发性、刺激性干咳，夜间或晨起咳嗽几声；剧烈活动后加重，经常揉鼻子、眼睛，有过敏性鼻炎史；对油烟、灰尘、刺激性味道，冷空气、花粉等过敏；X 线、CT 等影像学检查正常，血常规正常，偶尔见嗜酸粒细胞增高，现代医学认为无法治愈。

从中医的角度看，小儿过敏性咳嗽属于气虚外风。由于外感风邪，未及时正确治疗，导致风邪郁闭于人体之半表半里，形成正邪交争之势。由于邪气郁闭体内，耗气动血，导致小儿身体瘦弱或发育迟缓，或面色晦暗，形成小儿过敏性体质。小儿过敏性体质有如下表现：①身高体重不达标；②骨龄偏低；③过敏性鼻炎，过敏性咳嗽；④龋齿；⑤皮肤瘙痒，易患荨麻疹；⑥脾气急躁；⑦易便秘；⑧面色无华；⑨入睡困难，夜卧不安。小儿过敏性体质是引起小儿过敏性咳嗽的病理基础。

小儿过敏性咳嗽有虚实之分。有的患儿身体强壮，流感咳嗽迁延数月或 1 年，形成过敏性咳嗽，属于实证。大部分患儿出现虚实夹杂的临床表现。实证的脉象与流感初期脉象一样，脉象抖动有力；虚证脉浮、细、抖动无力。两者的脉象都很典型。实证的舌象多饱满，舌苔布满舌面；虚证舌象为气虚外感的舌象，舌苔粗糙，分布不均，舌体瘦小。

辨证分型：

1.气虚外感

表现：舌苔粗糙，分布不均，舌体瘦小，反复慢性咳嗽，遇刺激加重，伴有过敏，身高、体重不达标或便秘，脾胃差，或夜卧不安，脉浮细濡或微抖动。

膏方：白芷息风膏＋陈皮建中膏。

便秘者加清润膏；阴虚者，加百合玉竹膏；下焦寒者，加交泰膏；肝郁者，加舒木膏。此种类型临床上常见。

2.风邪内闭

表现：反复咳嗽，咳声有力，舌体饱满，舌苔白腻，历经数月咳嗽不止，面色晦暗，脉象抖动有力。

膏方：白芷息风膏＋藿香薏仁膏。

热重者，加百合玉竹膏；肝火旺者，加舒木膏。

服用膏方过程中，会出现排风反应，如发热，荨麻疹等，一般不用特别处理，可自行缓解。热重者，可以用交泰膏配百合玉竹膏；皮肤瘙痒者，可以用炉甘石洗剂外用。

采用小儿膏方，调理了大量小儿过敏性咳嗽或小儿过敏性体质，取得临床治愈的效果，摸索了一套调理小儿过敏性体质的新思路。

临床反馈：

案例一：

4岁孩子，个子矮小，咳嗽2年多，晨起、运动后加重。各大医院诊断为过敏性咳嗽，服药无效。服用白芷息风膏、百合玉竹膏各1盒，咳嗽缓解。又服白芷息风膏、陈皮建中膏1周，运动后咳嗽减少，便秘改善。后又吃了3周白芷息风膏、陈皮建中膏，患儿彻底康复，饮食、大便正常。

案例二：

3岁男孩，经常感冒咳嗽，服用抗生素及氯雷他定，当时见效但易反复，医院诊断为过敏性咳嗽。患儿身材矮小、瘦弱，精神状态可，舌体瘦薄，多次推拿无效。服用白芷息风膏，4d后患儿咳嗽减轻。后服用数盒，患儿咳止。家长常备白芷息风膏，咳嗽都能控制住，未服用西药及抗过敏药。患儿近期咳嗽，服用白芷息风膏、陈皮建中膏各1盒，咳止，效果明显。

六、小儿抽动症

抽动症是指以不自主地、突然地多发性抽动，以及在抽动的同时伴有暴发性发声和秽语为主要表现的疾病，男孩多见。现代医学还没有明确的发病机制。

小儿抽动症属于中医风证，多由于风邪侵袭人体，尤其是头面部，导致局部气血逆乱，引发抽动。结合临床，现总结小儿抽动症的辨证思路，供同行参考。

抽动症分型辨证：

1.阳虚外风

表现：抽动，苦苔水滑，手脚凉，受寒后加重。

治则：温阳解表。

膏方：白芷息风膏＋干姜紫苏膏。

肝郁者，加舒木膏。

2.下寒外风

表现：抽动，脚底凉，唇红，舌尖红，舌后部白腻苔。

治则：引火归元，息风止痉。

膏方：交泰膏＋白芷息风膏。

3.肝郁外风

表现：抽动，舌体两侧隆起，或者箭头舌，易怒，薄白腻苔。

治则：疏肝息风。

膏方：白芷息风膏＋舒木膏。

4.气虚外风

表现：抽动，过敏性体质，鼻炎，舌质淡，舌苔粗糙，舌面不光滑，舌体单薄。

治则：补气解表。

膏方：白芷息风膏＋陈皮建中膏。

下焦寒者，加交泰膏。

临床反馈：

案例一：

3岁男孩，眨眼、耸鼻频繁，肝郁舌象，服用白芷息风膏配舒木膏，不到1个月，抽动消失。

案例二：

5岁男孩，面部抽动数月，眨眼、耸鼻，服用息风片效果不明显，建议服用白芷息风膏配舒木膏，3d 后明显减轻。后期建议白芷息风膏配干姜紫苏膏，2 周后，症状消失，精神状态好，饮食正常，面色红润。

案例三：

7 岁男孩，患抽动症，吸鼻子，发怪声，吃了几年中药未见效果。服用 2 周交泰膏、陈皮建中膏、白芷息风膏，又服用 1 周舒木膏、白芷息风膏、陈皮建中膏，抽动大减，怪声消失，继续调理。

案例四：

小儿外感后眨眼睛，医院诊断为倒睫，外用眼药水无效。服白芷息风膏配舒木膏各 1 盒，眨眼症状消失。

案例五：

小儿抽动症，抽下巴，不停侧手翻。服用白芷息风膏不到 2 盒，下巴停止抽动，偶尔侧手翻。

案例六：

小儿抽动症，清嗓子，努嘴，第 1 周用白芷息风膏配舒木膏，症状减轻。因孩子易出汗，中气不足，第 2 周服用白芷息风膏、陈皮建中膏，症状明显减轻；第 3 周、第 4 周服用白芷息风膏、干姜紫苏膏，基本痊愈。

案例七：

5 岁孩子，频繁眨眼，用眼药水无效，反反复复 2 个月。服用白芷息风膏、陈皮建中膏 1 周，眨眼减轻，胃口好转。继续服用 10d，症状稳定，改为 1 次 /d 巩固。半年后回访，未再眨眼。后期孩子外感咳嗽，各种膏方搭配调，效果令人满意。

案例八：

6 岁男孩，频繁眨眼半个月，过敏性体质，从小眨眼，眼痒，服用抗过敏药物，一直无明显效果。患儿精神可，好动，气色正常，舌象微饱满，中后部白苔。白芷息风膏、陈皮建中膏、舒木膏各 1 盒，2d 后患儿高烧，出现排风反应。后以交泰膏、百合玉竹膏，调理 1.5 个月，患儿眨眼消失。

案例九：

11 岁男孩，眨眼睛，伸脖子，揉腹时发现鼓肚子，腿不定时抽动。舌体两侧隆起，舌中线整个凹陷，舌体颤抖。建议服用白芷息风膏、陈皮建中膏、舒木膏，1 周后，腿及肚子几乎不抽动，眨眼睛次数明显减少。3 周后，几乎无症状。

七、小儿积食

小儿积食是儿科常见病证之一。过食肥甘厚腻，缺乏运动，或先天脾胃功能紊乱，或不当育儿观念等，都会引起小儿积食。小儿积食的临床表现有：夜卧不安，俯卧睡，腹胀，厌食，口臭，舌苔白腻等。

现将各种积食证型列举如下：

1.脾虚积食

表现：面色萎黄，厌食，腹胀，夜卧不宁，舌苔白腻。

膏方：陈皮建中膏＋山楂保和膏。

2.积食内热

表现：小儿发热，舌质红，舌苔腻，腹胀，口臭，便干或便溏。

膏方：百合玉竹膏＋山楂保和膏。

3.积食咳嗽

表现：小儿咳嗽，恶心，呕吐，舌苔白腻，过食肥甘厚腻。

膏方：白芷息风膏＋山楂保和膏。

4.肝郁积食

表现：叹息，生气，易怒，过食肥甘厚腻，舌苔白厚腻或干。

膏方：舒木膏＋山楂保和膏。

各种奶制品，如奶粉、牛奶、奶酪、酸奶等，是引起小儿积食的重要原因，建议小儿控制奶粉摄入，平时加强运动量。多食素食、蔬菜等，或者加强保健推拿。

临床反馈：

案例一：

早产儿，5个月，汗多，饮食不佳，喝水少，每天排便3次，有羊粪颗粒状、异味重，诊断为积食内热。服用百合玉竹膏、山楂保和膏，3d后饮食与大便稍改善。5d后饮食进一步改善，排出大量臭便，无羊粪颗粒。此后患儿饮食、排便正常。

案例二：

5岁女孩，经常俯卧，在床面上匍匐蠕动，直到满头出汗为止。经脏腑推拿、刮痧、脐灸后，停止发作一段时间，后又出现滚动腹部。服用归元膏无效，后考虑为肝郁积食，遂服用舒木膏、山楂保和膏，不到1周，患儿即停止滚动腹部。

八、小儿便秘

小儿便秘是指小儿大便秘结不通，排便困难或大便数日不行的小儿常见消化道病症。多为喂养不当，过食肥甘，损伤脾胃；或肺虚受风；或先天不足，后天失养等原因造成。小儿便秘有寒热虚实之分。

1.脾虚便秘

表现：面色萎黄，或滞色，少气懒言，舌体薄，舌质淡，食欲差，大便软，或头硬后软，数日一行。

治则：健脾益气，通便。

膏方：陈皮建中膏＋清润膏。

血虚者，加益元膏。

2.内热便秘

表现：患儿多食易饥，脾气大，舌红苔厚，大便粗硬。

治则：清热泻火，通便。

膏方：百合玉竹膏＋清润膏。

热盛者，可用栀子清解膏；积食者，可加山楂保和膏。

3.虚寒便秘

表现：舌苔水滑，手脚凉或腹凉，或舌体中后部白腻苔，便干，数日一行。

治则：温阳通便。

膏方：交泰膏＋清润膏。

4.肝郁脾虚

表现：肝郁脾虚的舌象，大便软，数日一行，或大便无力，生气易怒。

治则：疏肝健脾。

膏方：舒木膏＋陈皮建中膏＋清润膏。

5.气虚外风

表现：过敏性体质，鼻炎，面色萎黄，便干、羊屎状。

治则：益气解表。

膏方：白芷息风膏＋陈皮建中膏＋清润膏。

小儿便秘，如果是体质原因造成的，调理周期要长，需要家长的充分信任与配合。尤其是气虚外风引起的便秘，往往容易被忽视。患儿通常为过敏性体质，所以又可称为过敏性便秘。只有补气解表，恢复肺的宣发肃降功能，才能让大肠通降功能正常（因为肺与大肠相表里）。临床上很多小儿便秘百治不效，往往是过敏性体质引起的。一般建议服用2周白芷息风膏、陈皮建中膏、清润膏后，改用2周陈皮建中膏、益元膏、清润膏，基本就正常了。

临床反馈：

案例一：

小儿便秘，服用陈皮建中膏配清润膏3个疗程，每疗程4盒，孩子盗汗减轻大半，气色光亮。5个严重便秘的孩子，便秘长达2年，最长的4年，都是脾虚便秘，服用陈皮建中膏配清润膏，根据积食、内热情况搭配其他膏方，全部取得满意效果。

案例二：

小儿长期便秘，4～5d1次，需要用开塞露。服用交泰膏、清润膏10d，效果很好。

案例三：

3岁男孩，长期大便干，需要借助开塞露。孩子一直都是站立排便，排便困难。近来10d未排大便，中西药、乳果糖口服液、开塞露联合使用也未排便。患儿平时厌食蔬菜，喜吃薯片。现腹不胀，扪到降结肠有明显的颗粒块状硬的大便。草莓舌，舌苔白厚，舌质干燥。整体是脾虚、积食内热。第1d脏腑推拿后，配清润膏、山楂保和膏，早晚各1次，每次各1条，当天即排出颗粒状大便，第2d一早又排出正常大便。吃1周后患儿每天正常排便。

案例四：

10岁男孩，大便3d1次，每次排便需家长督促，排便难。服用白芷息风膏、陈皮建中膏2周，患儿主动排便，2d1次。继续陈皮建中膏、山楂保和膏1周，配合脏腑推拿，患儿排便恢复正常，面色红润。

案例五：

4岁男孩，长期便秘，5～6d排便1次，便硬。身高、体重低于同龄人。现服用中药8个月调理便秘，3～4d排便1次。气虚外风，即是西医所称过敏性体质。白芷息风膏、陈皮建中膏、清润膏各1盒，早晚各1次，每次各1条。1个周后，便秘改善，3d1次，便质软黄。继续服用2周，换陈皮建中膏、益元膏、清润膏。1个月后，患儿大便隔天 1 次，身高增加，气色改善。

九、小儿泄泻

小儿泄泻是以大便次数增多，粪质稀薄为特点的消化道综合征。多由外感六淫，内伤乳食，脾胃功能紊乱导致消化失常，严重者可引起脱水、电解质紊乱。多见于 6 个月至 2 岁婴幼儿，一年四季皆可发病，以夏秋季发病率最高。本病应与细菌性痢疾和急性坏死性肠炎相鉴别，可通过现代实验室检验大便等手段进行。

辨证分型：

1.伤食泻

表现：大便有奶瓣，或不消化食物，每日大便数次，腹胀，大便气味酸臭，舌苔厚腻。

膏方：陈皮建中膏＋山楂保和膏。

2.风湿泻

表现：大便色淡，夹泡沫，每日数次，鼻流清涕，咳嗽，舌苔白。

膏方：白芷息风膏＋藿香薏仁膏。

呕吐者，加陈皮建中膏。

3.阳虚泻

表现：大便清稀，每日数次，肚脐凉，形寒肢冷，苔水滑或过食瓜果生冷。

膏方：陈皮建中膏＋干姜紫苏膏。

4.湿热泻

表现：大便臭秽，每日数次，腹热，舌红苔白腻烦躁，小便黄。

膏方：百合玉竹膏＋藿香薏仁膏。

临床反馈：

案例一：

1.5半男孩，大便稀薄，每日数次，因去海边受冷，又吹空调，腹部受凉，引起腹泻。白芷息风膏、藿香薏仁膏1次后，大便即成形。

案例二：

2岁男孩，脸色青黄，长期腹泻，水样便夹泡沫。出生3个月开始腹泻（每日4～7次），医院治疗无效，检查为过敏体质、腺样体肥大，流涎，身材瘦小，腹部凹陷，走路不稳。先予早上陈皮建中膏、山楂保和膏、白芷息风膏，晚上陈皮建中膏、五子膏、白芷息风膏，配合艾灸神阙、大椎、命门半个月，大便正常，食欲恢复。后过敏性鼻炎发作，打喷嚏、流眼泪、流鼻涕，眼睛红，再次膏滋治疗，早上白芷膏息风＋干姜紫苏膏＋陈皮建中膏，晚上白芷息风膏＋干姜紫苏膏＋五子膏，14d痊愈。3个月后小儿面色红润，个子也长高了，体质明显变好，走路稳健，精神状态佳。现在日常以陈皮建中膏、五子膏、益元膏、舒木膏随意搭配作为日常保健。

十、小儿腹痛

小儿肠系膜淋巴结炎是引起小儿腹痛常见原因，冬春季节多见。男孩多于女孩，常在上呼吸道感染或肠道感染中并发，多为病毒感染。其主要表现为腹痛，可伴随发热、咽吐，有时伴腹泻或便秘。现代医学无特效治疗方法。小儿阑尾炎、腹膜炎、肠套叠等引起的腹痛应及时去医院。

从中医的角度讲，小儿腹痛多为风寒侵袭腹部或饮食失节引起。急则治其标，缓则治其本，小儿腹痛剧烈者，可在神阙穴拔罐数分钟，则疼痛迅速缓解。神阙穴拔罐无效者，可以催吐法，刺激天突穴，令小儿吐出胃中食物，可立即缓解。素体脾肾阳虚，寒邪入络，凝滞经脉疼痛厉害者，可用归元膏。

小儿腹痛，也可用脏腑推拿配合脐炎调理。另外，要注意饮食，忌酸奶、草莓、西瓜、冷饮、火龙果、梨等。

临床反馈：

案例一：

患儿经常腹痛，B超检查诊断为肠系膜淋巴结肿大，推拿、脐灸，配合4条归元膏，腹痛好转。

案例二：

2岁8个月患儿，1个月前发热腹痛，医院诊断为肠系膜淋巴结发炎。输液1周后热退，腹部不适。经常腹痛，四肢乏力，撅屁股睡觉。查体：面部晦暗，舌体肿大，舌质淡白，四肢不温，肚脐突出。触诊：肌肉松软，腹胀，按压脐周反抗及疼痛明显。脉诊：细、滑、紧、无力。脐灸配合膏方：交泰膏、藿香薏仁膏、陈皮建中膏，3d后四肢有力，手脚温，偶尔腹痛，腹部症状减轻。膏方调整为：陈皮建中膏、藿香薏仁膏。1周后，患儿腹痛消失，体重增加，四肢有力，喜欢走路。

十一、小儿遗尿

小儿遗尿是指5～6岁儿童每月至少尿床2次，再大些儿童每月至少尿床1次。现代医学认为90％左右为心理因素造成，少部分有器质性疾病。从中医角度看，小儿遗尿有外感、内伤之分，现将各种辨证分型如下：

辨证分型：

1.阳虚外风

表现：遗尿，舌面布满薄白腻苔，可伴鼻炎，面色晦暗，手脚心湿冷。

膏方：白芷息风膏＋干姜紫苏膏。

伴肝郁者，可加舒木膏。

2.阳虚痰湿

表现：面色晦暗，遗尿，舌苔水滑、白腻，遇寒加重，摄入饮料多则遗尿。

膏方：交泰膏＋藿香薏仁膏。

肝郁者，加舒木膏。

临床案例：

案例一：

男孩，1 年前冒雨外出，出现夜晚遗尿现象，每周数次，手脚温，面色稍晦暗，舌质薄白腻。建议白芷息风膏、干姜紫苏膏。1 周后遗尿消失，但白天少量遗尿，服舒木膏，症状消失。1 月后随访未遗尿。

案例二：

7 岁女孩，遗尿，轻度鼻炎，清嗓子。建议白芷息风膏、干姜紫苏膏。1 个月后，患儿遗尿消失。后随访，无复发。

十二、小儿湿疹

现代医学认为，小儿湿疹是一种常见的变态反应性皮肤病，多发于 6 个月到 2 岁的婴幼儿，病因复杂，一般认为与遗传、环境、免疫因素有关。多发于头面部，可累及四肢、躯干。发病时患儿皮肤出现红斑、丘疹、水疱等，常伴有瘙痒。可分为干性湿疹，湿性湿疹。

从中医的角度看，小儿湿疹是由于风、湿、热杂合，郁闭于肌肤，导致气机阻滞，气血津液运行不畅而形成的小儿皮肤疾病。风、湿、热可由母体遗传，也可由后天六淫所致。孕期母体摄入过多高热量饮食，或母体素体湿热体质，或平素嗜辛辣食物，都会造成小儿湿热体质。湿疹患儿调理周期长，需要家长的密切配合。

辨证分型：

1.风湿热疹

表现：舌质红，苔白腻，瘙痒，局部液体渗出。

膏方：白芷息风膏＋百合玉竹膏＋藿香薏仁膏。

2.风热疹

表现：皮肤干燥，舌苔薄白干，瘙痒，无局部液体渗出。

膏方：白芷息风膏＋百合玉竹膏。

内热重者，可重用百合玉竹膏。

3.湿热疹

表现：舌质红，舌体饱满，白腻苔，瘙痒。

膏方：百合玉竹膏＋藿香薏仁膏。

4.风湿疹

表现：舌质淡，苔白腻，瘙痒，四肢不温。

膏方：白芷息风膏＋藿香薏仁膏。

阳虚者，可加交泰膏。

以上辨证仅供参考，临床上必须要根据每个患儿的体质特点，灵活搭配膏方。可同时配合外治，如泡浴、推拿等。

临床反馈：

3 岁男孩，从小患湿疹，过敏体质，过敏原检查各项超标，四处治疗无效，采用激素治疗。患儿对各种食物过敏，稍有不慎即有过敏反应。推拿配合白芷息风膏 1 周，患儿刚开始有类似过敏反应，后消失，并停止使用激素药物。1 周后，白芷息风膏与其他膏方搭配。调理 1 个月后，患儿面部与身上湿疹基本消退，皮肤光滑有弹性，身高增加。

十三、小儿发育迟缓

小儿发育迟缓是指小儿在生长发育过程中，发育迟缓，身材矮小，体重不达标，重者甚至语言、智力等发育迟缓。临床上常见的是身高不达标，或体重不达标。根据临床观察，小儿发育迟缓的原因如下。

（1）过敏性体质是导致小儿发育迟缓的常见原因。素体脾肺气虚，外感风邪，长期滞留体内；母体孕期感染，传染给婴儿。患儿表现为身高、体重不达标，骨龄偏低，过敏性咳嗽、过敏性鼻炎，龋齿，皮肤瘙痒，脾气暴躁，便秘，面色晦暗、无光泽，夜卧不安等。笔者采用白芷息风膏配陈皮建中膏、陈皮建中膏配益元膏，调理小儿发育迟缓，取得满意效果。伴有便秘者，加清润膏；伴有下焦寒者，加交泰膏；伴有阴虚内热者，加百合玉竹膏。患儿普遍身高增加，气色改善，过敏性体质得到纠正。

（2）脾胃虚寒也是小儿发育迟缓的原因。素体虚寒，或过食寒凉，引起小儿脾胃功能弱，吸收差，甚至引起鼻炎腺样体等。因此，患儿应注意不吃寒凉饮食，平时采用干姜紫苏膏、归元膏调理体质。

（3）其他原因，如小儿遗传因素，或先天不足等，也会导致小儿发育迟缓。

临床反馈：

案例一：

2岁半男孩，鼻炎，胃强脾弱容易积食，易感冒，偏瘦小，出门不爱走路，脾气倔强，语迟，囟门闭合晚，失眠，大便头干，有时候羊屎豆，气血两虚。服用益元膏2d，睡眠缓解，坚持服用数月大便逐渐正常，体重增加，面色红润，体态健康。

案例二：

1岁5个月男孩，早产儿，疝气，先天性心脏病，4个月大时便经常住院，一年2/3的时间都在医院度过，长期腹胀如鼓，瘦小，面色蜡黄，食量很小。仔细辨证定方，汪氏特色小儿推拿，膏滋五子膏＋陈皮建中膏＋益元膏，每日2次，每次各1支，1周后腹胀缓解，继续治疗。第2疗程五子膏＋舒木膏＋益元膏。经过1个月的调理，食量增加，腹胀消失，面色好转，体重、身高都增长。而后每周2次推拿调理，陈皮建中膏、五子膏交替服用，宝宝越来越健康，也没再住院。

案例三：

2岁3个月男孩，主诉：鼻炎，鼻甲肿大，易感冒、流鼻涕，服用抗过敏药、鼻炎药，便秘，脾胃差，大半年身高、体重没增加。辨证：气虚外感（过敏性鼻炎）。调理：子虚补其母，即补脾气、升肺气，陈皮建中膏1次1条，早晚各1次，连吃半个月，每个月都吃1~2盒，白芷息风膏备用。2个月后变化：脾胃吸收好，身高、体重都增加，大便正常，鼻甲缩小。现在家中常备白芷息风膏、陈皮建中膏，感觉有异常，吃2~3d作为保健。

十四、甲型流感

甲流，全称为甲型H1N1流感，为急性呼吸道传染病，病原体为一种新型的甲型H1N1流感病毒。可通过呼吸道与间接接触传播，临床表现为头疼发热、咳嗽、咽痛、体痛、畏寒、呕吐、腹泻等。与普通感冒比，流感起病急，症状更加明显。

从中医角度看，甲流属于温病，热证居多。但是因人而异，如虚寒体质得之则寒证明显，热性体质得之则热证明显。现将临床证型总结如下：

1.风寒外束

表现： 突然高热，手足冰冷，畏寒，喜加衣被，舌苔水润或水滑。

膏方：白芷息风膏＋干姜紫苏膏。

伴有肝郁者加舒木膏。

2.风热外感

表现：发热，咳嗽，头痛，咽痛，痰黏或黄，舌质红，舌体饱满，薄白苔。

膏方：白芷息风膏＋百合玉竹膏＋栀子清解膏。

伴咳嗽者，加藿香薏仁膏。

3.阳明热盛

表现：高热，口干舌燥，畏热，皮肤干燥，手足热，舌红苔燥。

膏方：百合玉竹膏＋栀子清解膏。

湿重者，加藿香薏仁膏；积食者，加山楂保和膏；反复高热，阴虚肺燥，服退烧药后无汗者，重用百合玉竹膏。

4.上热下寒

表现：高热，脚冷手热，舌苔中后部水滑，舌尖红。

膏方：交泰膏＋栀子清解膏／百合玉竹膏。咳嗽者，加白芷息风膏；痰多者，加藿香薏仁膏。

5.阳虚痰湿

表现：手脚湿冷，凉汗，咳嗽，白痰，舌体水滑，舌根白腻。

膏方：交泰膏＋藿香薏仁膏。

6.风邪犯肺

表现：剧烈咳嗽，发热，舌质红，苔白腻。

膏方：白芷息风膏＋百合玉竹膏＋藿香薏仁膏。

以上为常见典型证型，还有很多不典型的证型，与普通外感差不多。风热轻证，白芷息风膏配百合玉竹膏；风湿咳嗽，白芷息风膏配藿香薏仁膏；肝郁外感，白芷息风膏配舒木膏等。

一般患儿发热超过 39℃，即建议吃退烧药。若患儿精神不振，应及时配合现代医学检查。

甲流发病来势急骤，各种证型快速切换，如风寒证可转为上热下寒证，风热证可转为阳明证等，临证需要仔细斟酌。

小儿甲流与新冠的临床辨证分型相似，风寒证和风热证两者都占20%；新冠发热以上热下寒居多，约占30%；甲流以阳明证居多，约占30%左右；新冠的阳明证少见，甲流上热下寒证不多。

临床反馈：

案例一：

8岁女孩，学习出色，性格要强，发病前饮食过度，因事生气，运动出汗后，回家坐车当风。

4月8日：开始发烧，初起38.2℃。恶心呕吐，头疼，体温从38.2℃逐渐升至38.6℃，成药服用小柴胡和藿香正气、布洛芬，3h后高烧又起，无汗出，一晚没退。

4月9日：上午服用抗病毒药物和小柴胡，继续呕吐，中午高烧至39.4℃，无汗出，手脚凉。14：00开始停成药，服用膏滋。交泰膏＋舒木膏＋百合玉竹膏各1条，3h服用1次，辅助清热足浴包，没有食欲，不间断喂服小米粥，21：00体温恢复至36.7℃。

4月10日：孩子出现口臭，稀便，恶心，膏滋改服交泰膏＋藿香薏仁膏＋舒木膏，早晚各1条，中午1次性服用2条栀子清解膏，体温维持在36.2℃。

4月12日：大便为正常香蕉便，饮食恢复，可正常吃易消化食物，偶尔咳嗽，少许痰，清涕多，

情绪急躁，体温 35.5℃。膏滋改服白芷息风膏 +
交泰膏 + 陈皮建中膏，下午出现反弹，体温出现 1
次 37.4℃继续观察。

4 月 14 日：体温正常 36.2℃，大便少。13 日
晚间突然有了食欲，但吃后吐了，继续流食，睡后
出汗多，鼻涕减少，情绪稳定。根据舌象，搭配交
泰膏 + 百合玉竹膏 + 藿香薏仁膏，2d 量，下次服
用陈皮建中膏 + 山楂保和膏，一样 1 盒。

中途孩子出现体温不超过 36℃的情况，加服
贞芪扶正颗粒。个人认为，春季甲流变化无常，可
选择 2d 观察 1 次，及时调整治疗方案。

案例二：

5 岁孩子，甲流，发热 38℃，浑身冷，站不住，
睁不开眼。搭配白芷息风膏配干姜紫苏膏各 2 条，
肚脐上加上艾灸罐（没放灸粉）。

半个小时左右身体变暖，但是面部通红，脚凉，
体温 40.7℃。接着吃百合玉竹膏配交泰膏各 2 条，
并搭配推拿三阴交、足三里、涌泉，脸色改善，体
温 37.8℃。

离开时，温度在 37.5℃左右，精神尚可。家长
反馈晚上温度一直在 37℃左右，第 2d 5 时多，百

合玉竹膏配白芷息风膏各2条，体温降到36.2℃，未再次发热。开始咳嗽，白芷息风膏、藿香薏仁膏、百合玉竹膏继续调理。

案例三：

7岁半女孩，2月22日突然发烧38.℃左右，吃白芷息风膏、百合玉竹膏，体温降到37℃多，晚上温度达到39.5℃，身上热，呕吐2次，不愿喝水，嗜睡，乏力，精神尚可。2条百合玉竹膏、2条栀子清解膏、1条白芷息风膏，1d3次，体温一直在39℃上下。

23日体温在38～39℃，大便通畅，膏滋2条百合玉竹膏、2条栀子清解膏、1条藿香薏仁膏，后背刮痧，脏腑推拿，热未退。后膏滋换成百合玉竹膏2条，3h1次。

24日体温在37～38℃，精神好转，但乏力，胃口差，大便通畅，继续百合玉竹膏2条。

25日体温正常，偶尔咳嗽，用百合玉竹膏、藿香薏仁膏各1条善后。

第五章 临床案例分析

一、夏季高热案

5岁男孩，傍晚突然发热38.9℃，服用白芷息风膏、栀子清解膏各1条。夜间发热高达39.2℃，全身烫，手脚热，未服用退烧药。第2d中午患儿体温38.2℃，精神可，偶尔头晕、头痛。建议服用交泰膏、栀子清解膏，3h服1次，连服3次。当晚体温退至37.9℃。第3d早晨耳温枪检测，患儿体温36.5℃，烧退，后未发热，未出现咳嗽，恢复正常。

按：小儿夏季过食寒凉，一旦外感，易引起高热。这种发热证型，可以称为上热下寒。寒凉损伤人体下焦阳气，无力抗邪，一旦外感风寒，正邪相争，引起上热下寒之高热。如果一味吃退烧药或服用苦寒中药，往往热势更盛；即使勉强退烧，也会引起咳嗽，或反复发热。交泰膏采用《伤寒论》乌梅丸的组方原理，温下焦之阳，清上焦之热，配栀子清解膏，清热之力更盛，正好符合阳虚外感发热的特点。这种发热类型，一年四季都有，尤其是夏季、冬季多见，可能与现代人的生活方式有关系。如果有的患儿退热后咳嗽，可用交泰膏、藿香薏仁膏调理善后。

二、支原体发热案

女，4岁，高热40℃，支原体感染，服过1次阿奇霉素与退烧药。患儿精神可，舌红苔白，右脉粗、热、强。诊断为阳明热证，建议服用百合玉竹膏、栀子清解膏，3h服用1次，每次各1条，连吃3次。中间一度体温2次超过39℃，服用退烧药。第2d早晨，患儿体温37.9℃，全身汗出，一过性腹痛。中午体温37.5℃，下午体温略有上升，精神状态好，傍晚患儿降至正常水平。早晨和中午分别服用2条百合玉竹膏，傍晚因有轻微咳嗽，服用百合玉竹膏、藿香薏仁膏善后。

按：盛夏季节多阳虚外感发热，而此患儿为阳明热证。前者手脚多凉，或过食冷饮、寒性食物，舌苔多白腻；而阳明热证之发热，手脚多热，舌苔白干，舌红。前者服用退烧药，可迅速降温，不久体温再升高；后者服退烧药往往效果差。但是此患儿服用退烧药，确实有效，体温下降。支原体感染发热，多为阴虚内热，最明显的是脉象差别——阳虚外感发热：脉高、稀、强、浊（颗粒感），阳明热证：脉热、粗、强。

三、阳郁发热案

患儿，女，3岁，发热39℃，舌体饱满，舌质红，舌面润，精神可。建议服用交泰膏、栀子清解膏，3h服1次，连服3次。当晚最高39.5℃，服用退烧药。第2d早晨退烧至36.9℃。第3d早晨体温上升达到39℃，医院诊断为扁桃体发炎，服用消炎药、退烧药。第4d体温正常。第5d上午诊脉沉、粗、有力。此为阳郁内热，建议服用舒木膏、栀子清解膏。下午体温略有上升，后回落至正常。服用3次膏方，当晚体温正常。第6d体温正常，建议继续服用舒木膏、栀子清解膏1次，然后舒木膏善后。

按：患儿素体为肝郁内热体质，盛夏空调冷风，形成"寒包火"之势，阳气郁闭于内，难以透达于外，所以可以称之为阳郁发热。患儿表现为畏寒，手脚凉，炎热盛夏也要穿外套。阳郁发热易与阳虚外感之发热混淆，两者可通过舌象比较，但有时也不好区分。最好通过脉象鉴别，或仔细询问患儿日常饮食、性格特点。有的患儿积食之后，又遇空调冷风，外寒内积，也会造成气机郁闭，引起缠绵难退的高热，服用 3 次交泰膏、栀子清解膏后，如果不退烧，可用舒木膏、栀子清解膏。脉诊可以更好地诊断这种小儿发热的证型。

四、冬季高热案

男，4 岁，反复高热。第 1d 中午突然开始发烧，下午 4:30，晚上 9:30，凌晨 2:00，第 2d 早 8:00，先后服用 4 次布洛芬，口腔温度 38.0 ~ 39.6℃。精神可，食欲差，高烧之前手脚凉。家长不想带去医院，又担心孩子的身体。第 2d 孩子 39.2℃，肚子难受，又喝了 1 次布洛芬，手热脚凉。家长给服白芷息风膏配陈皮建中膏，无效。建议家长给孩子服用交泰膏配百合玉竹膏，当晚 8:00 服用交泰膏配百合玉竹膏各 1 条。体温 38.5℃以下，一过性超过 39℃，很快又降下来。晚上孩子喝了 3 次水，精神可。第 3d 上午，孩子体温 37.5℃左右。建议继续观察，后无发热，无鼻涕、咳嗽等症状。

按：此案例为上热下寒，发烧时伴有手脚凉，交泰膏配百合玉竹膏——温阳清热，适合这种阴阳上下格拒的高烧。如果一味清热，虽然能暂时退烧，但是容易导致阳虚阴盛，出现反复发烧。这种高热伴手脚凉，吃退烧药可退烧，但 2～3h 温度再次升高，是这种高烧的特点。一般建议 3h 吃 1 次膏方，连吃 3 次。如果患儿手脚冰凉，伴有全身怕冷，寒战等，则为风寒表证，白芷息风膏配干姜紫苏膏。

五、肝郁咳嗽案

女，7 岁，咳嗽 1 个月，期间服用 5d 中药无效，先后服用阿奇霉素、复方鲜竹沥液等，亦未见效。诊脉见肝郁脉：脉粗、直、硬、高不及（起伏小）、缓。这是郁闷不舒的脉象特点，建议服用白芷息风膏配舒木膏各 1 盒。服膏后第 2d 就不咳嗽了，孩子心情好转，诊脉见脉象平和。还有一些肝郁脉象特点，建议继续服用舒木膏，每天1条，1周后停服。

按：小儿肝郁外感引起的咳嗽很常见。由于各种原因导致小儿肝郁，一旦外感，引起肝郁咳嗽。这种咳嗽如果一味宣肺，效果不好。正所谓：五脏六腑皆令人咳，非独肺也。只有解表宣肺与疏肝同时进行，肝气条达，才能恢复肺的宣发肃降功能。临床上，素体肝郁气滞的小儿，一旦受外邪侵袭，就会出现这种肝郁脉象；还有一种肝郁咳嗽的小儿脉象，出现左手关脉抖动，表现为咳嗽缠绵，脾气暴躁，叛逆，也与家庭环境有关系，白芷息风膏配舒木膏效果很好。肝郁外感的证型也见于小儿鼻炎腺样体肥大，或素体肝郁，或风邪直中肝经，脉象多粗，或脉涩，采用疏肝解表的治则效果也很好。

六、痰湿咳嗽案

女，2岁半，咳嗽，无发热，咳嗽痰音重，医院怀疑为喉炎。患儿精神状态佳，流鼻涕，音哑。建议白芷息风膏配藿香薏仁膏各1盒，早晚各1次，每次各1条。1d后，嗓音哑略改善。晚上体温略高，精神状态很好。6d后，孩子偶尔咳嗽，鼻涕黏，

建议改为每天吃1次白芷息风膏配藿香薏仁膏。2d
后，症状彻底消失。

按：患儿痰多，能听到气管中的痰音，如果做
雾化或输液，暂时可能缓解，但日后可能会加重病
情。这是一个痰湿外感的病例，需要对外解表散风，
对内化痰。这个孩子之前阳虚湿盛，容易感冒流鼻
涕，后来吃归元膏温阳化湿，患儿体质、舌象都有
改善。近期可能吃生冷水果，加上流感，导致痰湿
外感，气机郁闭，出现类似喉炎的症状。

白芷息风膏配藿香薏仁膏针对风邪兼痰湿的外
感，用于实证，因此舌体饱满；如果舌体瘦弱，需要
加补气的膏方，如白芷息风膏配陈皮建中膏。有的流
感虽然干咳，但热象不明显，或发烧，但手脚凉，用
这个组合，后期干咳会转化为湿咳。如果有的患儿流
感热象明显，痰湿重，可以同时服用白芷息风膏、百
合玉竹膏、藿香薏仁膏。

七、风热咳嗽案

男，3岁，咳嗽，输液后仍咳嗽。推拿3次后，
建议服用白芷息风膏配百合玉竹膏，可是服用后晚

上咳嗽加重，父母担心，再次到医院输液。1周后再次推拿，虽然无咳嗽，但诊脉见抖动，说明邪气仍盛，建议服用白芷息风膏配百合玉竹膏。2d后孩子开始咳嗽，坚持吃膏方。5d后咳嗽减轻，8d咳嗽基本消失了，偶尔一两声咳嗽，有痰音。继续服用白芷息风膏配藿香薏仁膏。每天1次善后。

按： 反复咳嗽的孩子往往都是邪气郁闭造成的，输液并没有从根本上治疗。这个孩子比同龄孩子偏矮，可能与之前感冒输液过多有关，这次只是外感引发的又一次正邪交争。推拿第1次后，当晚孩子发烧到39℃，可能是郁闭阳气外散造成的。因为孩子整体偏热证，脉象也有力，所以用白芷息风膏配百合玉竹膏。这组膏方组合适用于风热外感，往往舌体饱满、舌质红、发热、咳黄痰、有黏鼻涕等。

八、脾虚咳嗽案

男，5岁半，咳嗽。每次感冒都会咳嗽，吃头孢或阿奇霉素等，做过雾化，服药期间无食欲。本次咳嗽无痰，干咳，无涕，发作时脸色通红。建议白芷息风膏配百合玉竹膏，第2d咳减，第4d几乎不咳了。周末去动物园玩，吃烤肠、糖葫芦，晚上又咳嗽，建议白芷息风膏配陈皮建中膏。5d后，孩子痊愈。吃膏期间，孩子一直食欲很好。

按： 孩子刚开始为风热咳嗽，也是秋冬季流感，脉象有力抖动，所以用白芷息风膏配百合玉竹膏疏风清热。邪祛正虚，没有忌口，吃肉与甜食，损伤脾胃，正气更虚，所以用白芷息风膏配陈皮建中膏解表益气。随着孩子身体正邪消长，需要灵活搭配膏方。白芷息风膏配百合玉竹膏解表清热之力很强，但是也消耗人体正气。气虚外感之人在解表的同时一定要补气。

要根据孩子的舌象变化综合分析：舌体饱满往往正气足，邪气实；舌体萎软，或者舌体单薄，为正气虚。如果能掌握孩子的脉象变化特点，更有利于临床辨证。

九、脾肾阳虚咳嗽案

男，5岁，咳嗽多日，推拿无效，白芷息风膏配藿香薏仁膏各1盒，咳嗽减轻，白芷息风膏配陈皮建中膏各1盒，咳止。1周后运动，出汗受凉又开始咳嗽，先后服白芷息风膏配百合玉竹膏、白芷息风膏配藿香薏仁膏无效，后服用干姜紫苏膏也无效。服用 1 条归元膏，当晚咳嗽加剧，服抗生素，咳嗽缓解。建议停服抗生素，服用交泰膏 1 盒，3d后咳嗽明显好转，偶尔咳嗽，6d 后痊愈。

按： 可能父母孕前没有调理体质，孩子脾肾阳虚，上热下寒。前期外寒内热，服白芷息风膏有效，后期上热下寒的基础体质已成为主要矛盾。交泰膏是为上热下寒而设，患儿服用后，舌质转为标准舌象，后期体质增强，半年内很少感冒。

上热下寒的舌质往往舌前部微红或不红，舌根部白腻，整体舌象偏水滑。患儿常出现脚凉，头易出汗，脾气烦躁，或感冒后期容易留一口痰。上热下寒也是部分抽动症的基础体质。交泰膏配藿香薏仁膏适合脾肾阳虚的咳嗽。

十、上热下寒咳嗽案

患儿，4 岁，偶咳，流涕，下颌淋巴结肿大，白腻苔，中后部明显。初期患儿咽部有痰，服用 1 周山楂保和膏，无明显效果。建议患儿服用白芷息风膏配藿香薏仁膏各半条，早晚各1次。3d后，患儿每天咳嗽6～7次，有痰，脚凉。建议交泰膏配藿香薏仁膏各半条，早晚各1次。1周后，患儿咳止，下颌淋巴结缩小。建议再吃1周巩固。

按：此患儿素体脾肾阳虚，舌体中后部白腻苔。开始以白芷息风膏配藿香薏仁膏解表化痰止咳，无效。后发现患儿脚凉，遂按照上热下寒的证型治疗，效果较好。临床上典型的上热下寒的舌象为：舌苔中厚白腻，水滑舌，舌尖偏红。本例患儿下颌淋巴结肿大，为虚热上扰，白腻苔为下焦寒。除了咳嗽，鼻炎、腺样体肥大、抽动症等也常见上热下寒的证型。交泰膏既能温补下焦，又能清上焦之热，防止温补太过，最适合小儿体质。

十一、阴虚痰湿咳喘案

男，5岁，素有喘证，每次发作需配合西药平喘。本次感冒先流清涕，服干姜紫苏膏2d，鼻涕止，鼻音消失。但晚上微喘，膏方调理。舌象：舌体中后部白腻苔，舌质微红，舌体饱满——阴虚痰湿的舌象。建议服用百合玉竹膏配藿香薏仁膏。服用膏方当天夜里几乎没咳，第 2d 晚上后半夜咳嗽频繁，建议继续服膏。6d 后，诸症消失，又巩固 1 周。

按：舌体中后部白腻，一般按照下焦寒湿来诊断。如果小儿舌质红，舌体饱满，中后部白腻苔往往代表肺部痰湿。由于过度服用抗生素，或苦寒中成药，损伤小儿肺阴，阴虚则内热，热与痰结，形成了反反复复的小儿咳喘。这种证候，可以称为阴虚痰湿。只有滋阴清热化痰，才能顺应小儿病理特点。这种舌象除了白腻苔，舌体往往宽大、厚。阴虚痰湿是小儿呼吸系统疾病中非常重要的一种证型，支原体咳嗽和喘证多见。

十二、支原体咳嗽案

女，7 岁，支原体咳嗽，每月至少输液 1 次，反复支原体肺炎。脉粗、稀（中空）、直、刚，建议百合膏配藿香膏 1 周。服药期间鼻涕多，舌体边缘白苔逐步退了。后又百合玉竹膏配山楂保和膏 1 周，最后山楂保和膏 1 周。患儿鼻涕止，舌象、脉象接近正常，未咳嗽。随访 3 个月，患儿整体平稳，偶尔咳嗽，随时吃膏方调理。

按：患儿每个月去医院输液，医院诊断为肺炎，实际上是痰湿阻肺，影像检查表现为阴影，听诊湿啰音。究其痰湿的来源，是由于长期积食，形成体内痰湿，外感引起的痰湿阻肺。雾化、输液虽然能暂时改善，但只是掩盖症状而已。由于抗生素、苦寒中成药伤肺阴，阴伤则虚热，热与痰结，则更加缠绵，最后形成一种特殊证型——阴虚痰湿。一般百合玉竹膏配藿香薏仁膏即可，但是患儿为积食体质，所以用百合玉竹膏与山楂保和膏搭配。

十三、过敏性鼻炎案

女，6岁，过敏性鼻炎2年，过敏原测试：螨虫过敏，近2d夜间、晨起鼻塞严重。患儿2年前感冒后，引起鼻炎，求诊本地各大医院，效果不理想。诊脉见右脉为气郁的脉象，双侧鼻甲肿大2/3以上。建议白芷息风膏配舒木膏，早晚各1次，每次各1条。孩子喜欢喝膏方，当晚即鼻塞减轻，第2d早晨9:00才起床。5d后，鼻塞大大缓解。1个月后回访，晨起微鼻塞，脾气也好多了。因患儿手心偶尔有汗，建议吃几条干姜紫苏膏。后建议白芷息风膏配舒木膏，早晚各 1 次，每次各半条，3d 后鼻塞消失，嘱其再吃 2d。善后。

按：肺开窍于鼻，通常我们会从调肺的角度治鼻。但是肝经也循咽上行，并有分支到达鼻部，临床上发现诸多鼻咽部问题需要调肝。患儿素体肝郁，因其母亲也是肝郁的体质。一旦外感，风邪侵袭鼻窍，肝郁与外风并见，治当疏肝祛风。临床上腺样体肥大、鼻窦炎等鼻咽部疾患，也经常出现肝郁气滞的表现，除了鼻塞、流涕、打鼾外，舌象也有肝郁的表现，当然脉象更加明显。因此祛风的同时，一定要疏肝理气。

十四、湿疹案

女，5 岁，全身湿疹，尤其是四肢明显。皮肤干燥瘙痒，伴咳嗽，甲状腺增生，睡觉鼻鼾，舌苔白腻，服用白芷息风膏配百合玉竹膏几天后，咳嗽愈加明显。见脉有虚象，且湿疹更厉害，于是白芷息风膏配陈皮建中膏，几天后咳嗽稍有缓解。晚上舒木膏配藿香薏仁膏，睡眠鼻音减轻，但是湿疹加重。后来仔细诊脉：脉数而边界模糊，此为湿热，建议服用百合玉竹膏配藿香薏仁膏。服用 2 周后，患儿脸色红润，体重略增加，湿疹减轻。嘱继续吃百合玉竹膏配藿香薏仁膏。脉象清晰，说明湿热渐去。因孩子有甲状腺肿大，建议每周服用 1 次舒木膏。患儿服用百合玉竹膏配藿香薏仁膏一个半月后，湿疹基本消退，晚上不痒，偶尔局部抓挠。后期睡前吃舒木膏配藿香薏仁膏，鼻鼾消失。

按：患儿湿热并重，应清热利湿。开始采用祛风清热的方法，患儿反而湿疹加重。湿疹往往是风、湿、热杂合而成，每个人的临床表现有所不同，有的是风热之邪，如干性湿疹；有的是风湿之邪；有的则是湿热之邪。临证需仔细辨别，根据寒热虚实之变，灵活搭配膏方。

十五、吸气困难案

女，8 岁，吸气困难。1 月前感冒咳嗽，偶尔做脐灸，未忌口，咳嗽多日。半个月前，患儿自述吸气困难，深呼吸状，尤其是安静时更明显。患儿舌苔中后部白腻，肝郁舌象，舌体两侧微饱满。建议百合玉竹膏配藿香薏仁膏，2d 后吸气困难略有改善，偶咳。6d后，诊脉发现患儿右手肝郁脉，依然吸气困难，深吸气费力。建议白芷息风膏配舒木膏，服用2次后，无效果。换舒木膏配藿香薏仁膏，服用2次后，亦无效果。换舒木膏、山楂保和膏、百合玉竹膏一起服用，2d后诊脉为肝郁积食。建议服用舒木膏配山楂保和膏。2d后患儿症状明显减轻。后调理数日，症状渐消失。

按：患儿去医院检查，心肌酶略高。开始按照阴虚痰湿论治，又按照肝郁外感调理，最后确定为肝郁积食。因为父母疏于沟通，导致患儿情绪低落，肝气不舒，加上饮食不节，肠胃积食，肝郁与积食同时并见，形成呼吸不利。临床上小儿出现深呼吸、叹气等现象，往往都是肝气不舒引起的。

十六、抽动症案

男，8岁，眼部抽动，检查未发现其他异常，服用菖麻息风片。患儿面色晦暗，建议白芷息风膏配百合玉竹膏。服用1周后依然眨眼睛，脾气急躁，于是建议交泰膏配舒木膏各1盒，也无效。又建议白芷息风膏配陈皮建中膏，亦无效。于是建议交泰膏配五子膏，上午吃交泰膏，晚上吃五子膏，患儿眨眼频率降低，脾气亦改善。服药期间患儿外感，服用白芷息风膏配藿香薏仁膏，患儿依然眨眼，手脚凉，建议白芷息风膏配交泰膏。服用1个月后，眨眼、吃手现象基本消失！

　　按：因为是网诊，无法四诊合参，数易其方，最终取得很好的效果。白芷息风膏配交泰膏适用于上热下寒外风的抽动症调理，交泰膏平衡人体上下之阴阳，白芷息风膏平衡人体内外之寒热，上下内外通调，则阴平阳秘，抽动自消。小儿抽动症不是单纯的心理问题，往往都是外风侵袭人体造成的。

第六章　舌诊

一、舌诊的意义

舌诊作为望诊的重要组成部分，在临床上具有重要的价值。舌诊能够比较客观地反映人体阴阳、寒热、气血、脏腑的变化。与脉诊相比，舌诊更加简单易学，易掌握，尤其适合网络远程诊断。

1. 舌诊指导临床辨证

舌诊能够直观地反映疾病特点。如小儿咳嗽有各种证型，舌体饱满，舌面布满白细苔，舌质红，可能是风热咳嗽；舌体水滑，可能是阳虚咳嗽；脾胃区白厚苔，是积食咳嗽；舌体双侧隆起，是肝郁咳嗽，等等。疾病调理过程中，通过舌象变化，可以判断治疗效果，灵活调整治疗方案。急性传染性疾病，通过远程舌诊，可以安全有效地指导病人治疗。

2. 舌诊指导育儿

通过舌诊可以时时监测小儿体质的变化，及时调整育儿方案。如气虚体质的孩子，往往舌体单薄，舌苔分布不均，平时养护要注意补气固表；如脾胃区舌苔变厚，说明小儿最近喂养过度；如小儿出现肝郁舌象，应及时教育疏导，或服用舒木膏等。

3. 舌诊促进行业交流

舌诊是互联网下，最容易沟通交流的诊断工具，通过交流，可促进行业整体辨证水平。舌诊既可实现现代全息诊断，也可实现传统中医诊断，提升行业诊断水平。本书重点论述中医诊断内容。

二、小儿舌诊概述

小儿舌诊在儿科辨证中具有重要作用，而目前市面上多为成人舌象著作。本文从儿科临床的角度，从舌体、舌苔、舌质 3 个方面重新归纳小儿舌诊的内容。总结如下：

1.舌体

所谓舌体，是指小儿舌象的整体形状、大小。

（1）舌体胖大，水滑，为痰湿、阳虚。

（2）舌体瘦薄，多为气虚、过敏性舌象。

（3）舌体两侧隆起，或翅膀舌、箭头舌，为肝郁。

（4）舌体边缘光滑圆润，多为气虚。

（5）大饼舌（舌体宽厚，舌质红），为阴虚痰湿。

（6）舌体宽大，痿软，多为阳虚痰湿。

（7）棍舌，多为气郁，寒凝。

（8）长条舌，为气血亏虚。

（9）舌体中间隆起或凹陷，为脾虚。

（10）苹果舌为鼻炎、扁桃体肿大、腺样体肥大。

（11）勺子舌（心肺区凹陷，或舌尖勾起）为气虚。

（12）舌体单薄无神，为肾虚。

（13）舌体丑陋无神，为先天不良。

（14）舌体萎缩，为气血亏虚。

（15）布袋舌，为脾肾阳虚。

2.舌苔

（1）薄白苔布满舌面，为风邪外感。

（2）脾胃区白腻苔，为积食。

（3）下焦区白腻水滑，为脾肾阳虚。

（4）下焦区白厚苔，为气郁痰湿。

（5）水腻苔布满舌面，为阳虚外风。

（6）舌苔白，细，干，为内热。

（7）舌面水滑，为阳虚湿盛。

（8）地图舌，多为风邪、阴虚内热或阳虚。

（9）舌苔粗糙，分布不均，为气虚。

（10）舌红无苔，多为阴虚。

3.舌质

（1）舌质暗红，多为阳虚。

（2）舌质鲜红，多为内热或阳虚发热。

（3）舌质红，舌苔黏，多为湿热。

（4）裂纹舌，多为气血亏虚，或焦虑。

（5）舌质淡，多为气虚，阳虚。

（6）舌尖红，舌根白腻，多上热下寒。

三、常见小儿舌象特点

1.小儿气虚舌象

临床表现：小儿过敏性咳嗽，小儿发育迟缓，脾胃功能弱，易反复感冒，疲劳，面色晦暗或萎黄。

舌象：

（1）舌体单薄。

（2）舌体边缘光滑圆润。

（3）脾胃区隆起或者凹陷。

（4）舌质淡，苔薄。

（5）勺子舌（舌尖回勾，心肺区凹陷）

膏方：陈皮建中膏。

气虚外感，白芷息风膏配陈皮建中膏。

脾虚厌食，山楂保和膏配陈皮建中膏。

气阴两虚，百合玉竹膏配陈皮建中膏。

2.小儿阳虚舌象

临床表现：手脚凉，易反复外感，腹痛，遗尿，面色青，脾气暴躁。

舌象：

（1）舌根白腻或水滑。

（2）舌体水滑或水润。

（3）舌体痿软。

（4）舌型丑陋，无神。

（5）舌质暗红，晦暗或地图舌

膏方：交泰膏、干姜紫苏膏。

阳虚痰湿，交泰膏配藿香薏仁膏。

阳虚肝郁，交泰膏配舒木膏。

阳虚外风，干姜紫苏膏配白芷息风膏。

阳虚发热，交泰膏配栀子清解膏。

3.小儿阴虚舌象

临床表现：小儿支原体咳嗽，大便干，干咳，烦躁，手脚心热。

舌象：

（1）舌质红，苔白，细或干。

（2）大饼舌（舌体宽厚饱满）。

（3）舌红无苔。

膏方：百合玉竹膏。

阴虚痰湿，百合玉竹膏配藿香薏仁膏。

4.小儿肝郁舌象

临床表现： 生气易怒，叹气，啃手指。

舌象：

（1）舌体两侧隆起。

（2）翅膀舌。

（3）箭头舌。

膏方： 舒木膏。

肝郁外感，白芷息风膏配舒木膏。

肝郁脾虚，舒木膏配陈皮建中膏。

5.小儿风邪舌象

临床表现： 发热、咳嗽、流涕、流行感冒。

舌象：

（1）舌苔薄、白，分布均匀。

（2）舌苔水腻，分布均匀，主要集中在舌面前1/2。

（3）舌苔粗糙，分布不均。

膏方： 白芷息风膏。

风湿外感，白芷息风膏配藿香薏仁膏。

风热外感，白芷息风膏配百合玉竹膏。

6.小儿痰湿舌象

临床表现：咳痰多，易汗，虚胖，过食瓜果、冷饮，鼻炎，腺样体肥大。

舌象：

（1）舌体胖大，水嫩，齿痕。

（2）舌体水滑。

（3）舌质淡，舌苔白、厚、腻。

膏方：藿香薏仁膏。

脾虚湿盛，陈皮建中膏配藿香薏仁膏。

7.小儿过敏性舌象

临床表现：身高、体重不达标，骨龄偏低，过敏性鼻炎、过敏性咳嗽，龋齿，皮肤瘙痒，脾气暴躁，便秘，夜卧不安，面色无光泽。

舌象：

（1）舌体单薄、瘦小。

（2）舌前部舌乳头突起明显。

（3）舌苔薄白，分布不均匀。

（4）舌体中间过敏线。

膏方：白芷息风膏配陈皮建中膏。

四、小儿舌象变化的规律

通过临床观察发现，小儿舌象变化有一定的规律。

小儿体质特点决定了小儿舌象变化的基本规律。如小儿气虚体质，外感风邪之后，会出现气虚外感的舌象；一旦伤食之后，会出现脾虚积食的舌象。

时令节气，气候变化，是影响小儿舌象的重要因素。如冬季小儿流感，发病后小儿普遍出现几种流感舌象。立夏前后，由于过食瓜果，小儿普遍出现阳虚痰湿的舌象等。

疾病发生、发展过程中，舌象也会出现量变、质变。调理过程中，小儿舌象变化会由一种证型变为另一种证型，如小儿甲流的风寒舌象，通过调理会变成上热下寒的舌象；阴虚痰湿的舌象，调理后会变成上热下寒的舌象；风热舌象会演变为阴虚肺燥的舌象等。

小儿舌象可同时出现几种证型。如小儿上热下寒的舌象，可同时伴随风邪舌象、痰湿舌象；小儿肝郁舌象，同时伴有外感舌象；小儿阴虚痰湿舌象，同时伴有下焦寒的舌象；气虚外感的舌象，同时伴有下焦寒的舌象等。

五、常见小儿舌象图谱

1.小儿鼻炎腺样体舌象

（1）上热下寒。

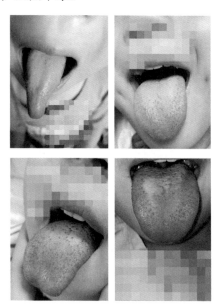

（2）气郁外风。

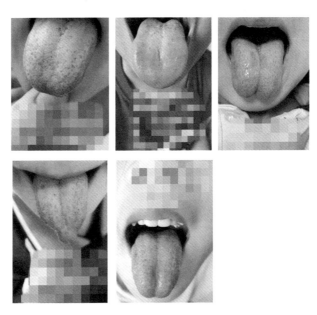

（3）下寒外风。

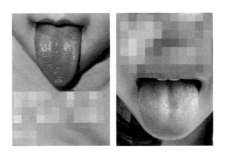

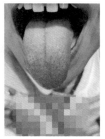
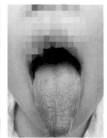

（4）气郁痰湿。

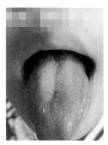
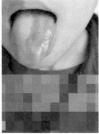
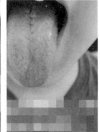

（5）阳虚痰湿。

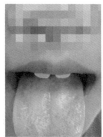
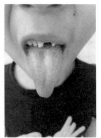

（6）阴虚痰湿。

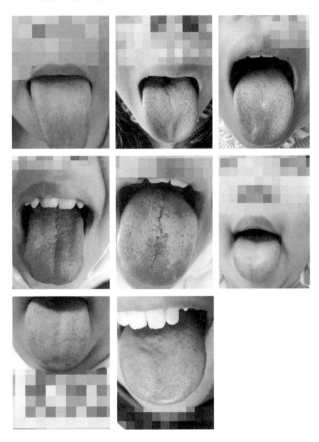

（7）气虚外风。

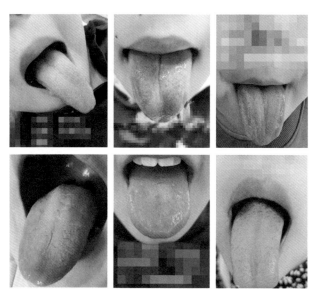

（8）风热外感。

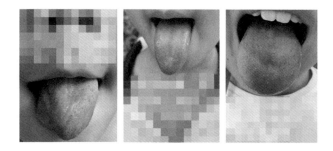

（9）风寒外感。

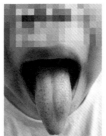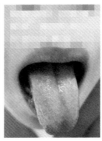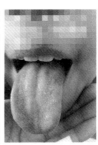

2.小儿发热舌象

（1）风寒发热。

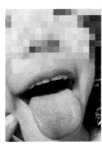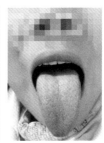

（2）风热发热。

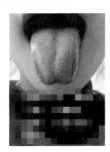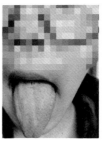

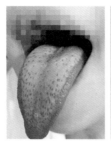 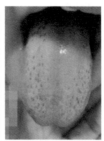

（3）上热下寒。

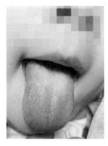 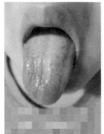 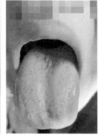

（4）阳明热盛。

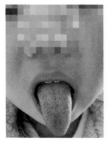 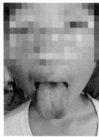 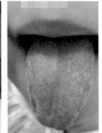

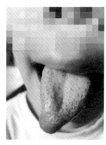
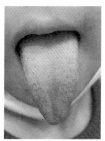

3.小儿咳嗽舌象

（1）风湿外感。

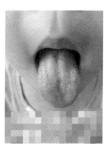
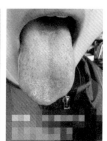

（2）风热外感。

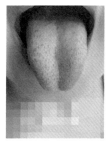
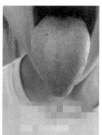
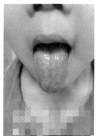

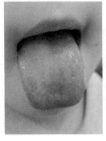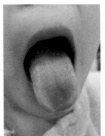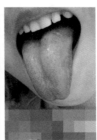

（3）肝郁外感。

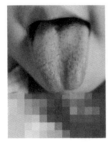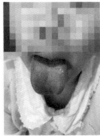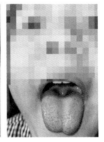

（4）气虚外感。

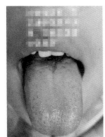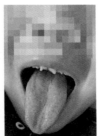

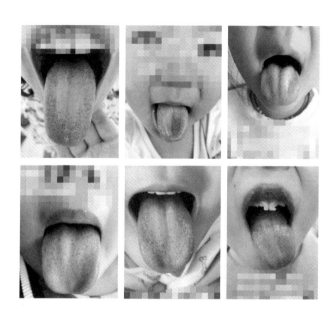

（5）积食咳嗽。

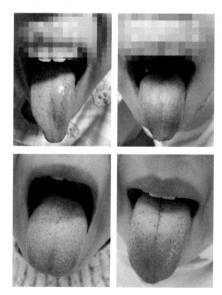

（6）阳虚咳嗽。

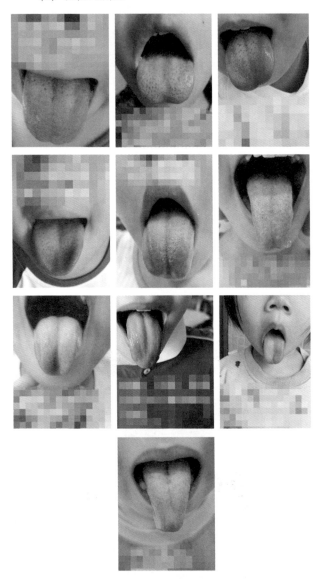

（7）阴虚咳嗽。

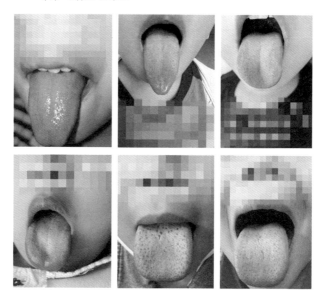

（8）喘证舌象

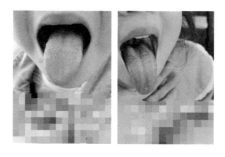

4.小儿抽动舌象

（1）阳虚外风。

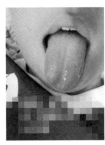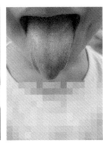

（2）下寒外风。

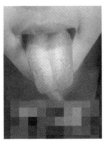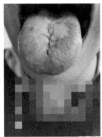

（3）气虚外风。

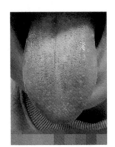

（4）气郁外风。

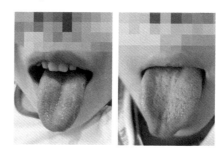

5.小儿积食舌象

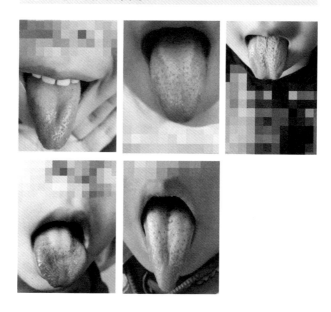

6.小儿便秘舌象

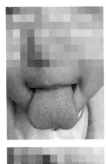 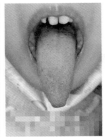 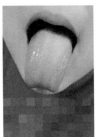

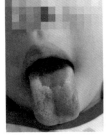 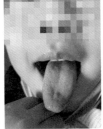

7.三焦证

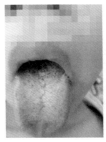 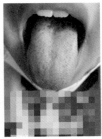 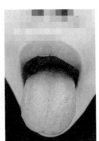

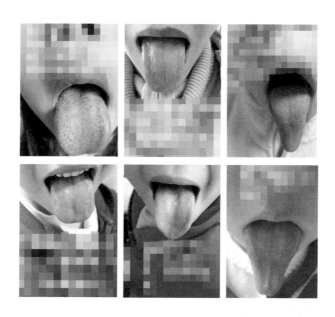

8.新冠舌象

（1）风寒外感。

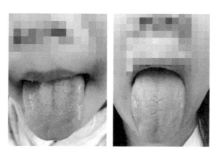

（2）风热外感。

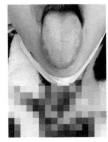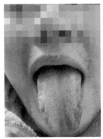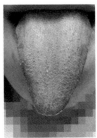

（3）风邪犯肺。

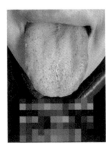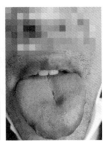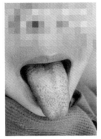

（4）肝郁外感。

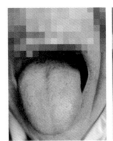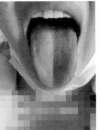

（5）气阴两虚外感。

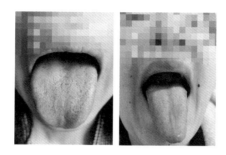

（6）上热下寒。

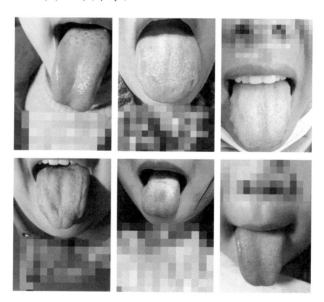

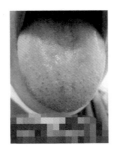

（7）阴虚肺燥。

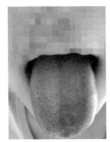 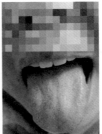

9.小儿甲流舌象

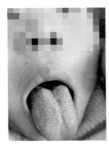 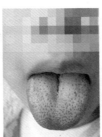 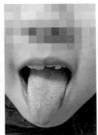

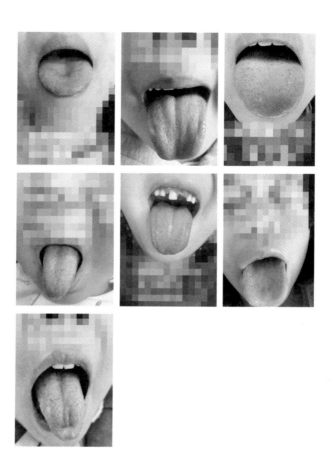

第七章　小儿脉诊

一、小儿脉诊的作用

小儿脉诊是小儿四诊合参的重要组成部分之一。笔者运用齐向华教授的系统辨证脉学，对小儿脉象进行临床观察总结，发现小儿脉诊对小儿临床诊断具有重要意义。

1. 判断小儿疾病属性

如咳嗽病因复杂，流感咳嗽的脉象，往往会出现一种特有的抖动特点；如小儿过敏性体质，往往脉浮、柔、微抖动；如幼儿急疹的脉象，往往脉浮、刚、直；小儿支原体感染引起的咳嗽，右脉浮、粗、空、无力，等等。

2. 指导临床辨证

小儿脉诊与其他三诊结合，能够更加精确地分型辨证。如小儿热证，脉紧而寒，为风寒发热；脉数而动，为风热发烧；脉虚大、浊、寒，为上热下寒；脉粗而热，为阳明热盛。

3. 判断治疗效果

临床上可以通过治疗前后脉象的变化来判断疗效，这种评价方式比咨询家长或直接观察有时更有优势。如小儿抽动症脉象越来越和缓，说明治疗有效；如小儿保健调理中，脉象由细变粗，由弱变强，说明效果不错；如小儿吃过退烧药后，脉象依然数而有力，说明患儿体温还会升高。

4. 指导育儿理念

通过脉诊可以判断小儿的体质特点，如痰湿体质，脉滑，一旦外感易引起支气管肺炎等，平时应少喝酸奶、牛奶，可服用藿香薏仁膏。如阳虚体质，脉寒而弱，一旦外感，易从寒化，平时可多艾灸，服用干姜紫苏膏等。如先天不足，胆小的孩子，脉象起伏小，平时多呵护，不可大声呵斥。如有的孩子脉象优美律动，有艺术气质，可以往艺术方面引导培养。如有的孩子呈现肝郁脉象，家人应该及时疏导，改变教育方式，并给孩子服用舒木膏等。

齐向华教授说：脉诊是中西医结合的桥梁。小儿脉诊也是我们走向中医的通道。

二、常见小儿脉象要素

小儿脉象比成人简单，但是内容很丰富。1岁以内，可以一指定三关；1岁以上，最好食、中二指同时诊脉。如果大家每天静心摸5个孩子的脉象，相信1个月后，你就会有不同的感受；3个月后，你会发现孩子们的脉象千变万化，很有意思。掌握小儿脉诊，就能够进一步掌握小儿辨证。有人说，小儿脉象主要是浮沉、迟数、有力无力3对脉象要素。这还不够，还有粗细、寒热、刚柔、动静、滑涩5对重要脉象要素，正好是8对小儿常见脉象要素。其实系统辨证脉学中有25对要素，以上8对要素是儿科常用要素。

所谓浮沉，是指脉象在浮位，还是沉位。小儿外感表证并不一定是浮脉，反之亦然，小儿里证也不一定脉沉。浮沉没有固定的意义，要和其他脉象要素综合考虑，调理过程中，脉象会由浮变沉，或由沉变浮。小儿过敏性体质脉浮细弱，支原体咳嗽右脉浮粗，小儿阳虚脉多沉寒。

　　所谓粗细，是指脉管的粗细。脉粗往往脾胃吸收好，气血旺盛；脉细往往气血虚，脾胃吸收差。但是邪气郁闭，也会导致脉粗。如果在调理过程中，脉象逐步变粗，变得和缓，说明身体逐步变好。小儿鼻炎腺样体脉会变粗，肝郁脉也会变粗；久病初愈脉往往比较细。

　　所谓寒热，是指脉管的温度高低。体寒的宝宝脉摸上去是凉凉的感觉，体热的宝宝脉摸上去是热热的感觉。小儿感受寒邪或过食生冷，则脉寒；小儿积食内热，则脉热。

　　所谓刚柔，是指脉管的紧张度。如果管壁硬，属于脉刚；如果管壁柔和，属于脉柔。鼻炎患儿，如果使用抗生素，关脉往往会出现刚脉；小儿气虚，往往会出现脉柔无力。小儿感受寒邪会出现刚脉，身心健康的孩子会出现柔脉。

　　所谓动静，是指脉管会出现抖动或者安静脉象。除了脉搏本身的跳动，管壁会出现微微的振动。流感患儿会出现脉象抖动，而且是一种特有的频率。人体的各种情绪反应，都会有对应的脉象抖动频率。比如小儿肝郁化火，左关脉会出现烦躁的抖动感。常见疾病也会出现相应的抖动脉象，如肠系膜淋巴结发炎患儿，关尺交界中层会出现相应抖动。

所谓迟数，是指整体脉搏的频率。小儿脉数，往往预示着疾病的发生；小儿脉迟，往往预示着气血不足。小儿高烧时，脉象往往数而有力。

所谓强弱，是指脉搏的有力无力。体质健壮的小儿，脉象有力而平和；脉细而无力代表气虚；脉象由弱变强，说明身体正在恢复；如果病理性脉强，则代表邪气盛。

所谓滑涩，是指脉搏血流的流畅度。小儿滑脉往往预示着湿盛，一旦外感，易引起支气管肺炎之类。输液后，小儿也会出现滑脉。过食酸奶、奶粉、鲜奶，也会引起滑脉。胃强脾弱的患儿，一旦积食，会出现颗粒感、断续的涩脉。

临床上每个孩子的脉象，是各种脉象要素的组合。如阳明热盛的脉象：数、滑、强、粗、热，小儿风热鼻炎或风热咳嗽的脉象：强、数、抖动、热，小儿支原体咳嗽的脉象：浮、粗、柔、弱，等等。单一脉象要素并不能完全展现脉象整体可以从这8个方面体察小儿脉象的特点。

熟能生巧，随着时间流动。就会对各种小儿脉象的特点越来越熟悉。小儿脉象最能反映小儿疾病特点，是临床四诊合参之必备。

三、小儿脉诊操作要领

小儿脉诊的操作要领与成人略有差异。患儿由家长抱着或自己坐在小椅上（30cm 左右的高度即可），伸出手臂，与心脏水平，术者以左手诊其右手，以右手诊其左手。1 岁以内的小儿，术者可以用食指诊脉，一指定三关；2 岁以上的患儿，术者可以用食、中指诊脉。

术者可与患儿面对面，也可以坐在其侧面，或让患儿观看电视、玩玩具，有利于患儿消除紧张情绪，保持放松。

术者采用举、按、循的手法，即轻取，重按，探查的指法，感受小儿脉象变化。脉诊的操作训练，请大家参考《初涉脉诊四部曲》。

四、小儿脉象图解

为了更好地解析小儿脉象的特点，把指下的脉象特点尽量用图形展示出来。诊脉时，我们会不自觉地运用各种人体触觉：触压觉、振动觉、运动觉、位置觉、实体觉、温度觉等。因为脉诊确实是比较难掌握，所以一般采用临床带教，手把手，口传心授。如果把指下的各种脉象特点，或各种脉象感觉，用图形的方式表达出来，易于掌握和理解。

为了更加直观地展现脉象，采用桡动脉纵切面，分成浮、中、沉上下3层，寸、关、尺3部。很多脉象特点，可以用图形表达，如小儿脉象的浮沉、粗细可以清晰表现出来；各种颗粒感的脉象，也相对容易展现；各种抖动脉象，一般用曲线表达，等等。

通过绘制小儿脉象图发现，小儿脉象千变万化。但是某一种类的疾病或者证候，可以出现相同的脉象。小儿体质的差异，也会导致脉象的差异。疾病发展过程中，小儿脉象也会随着变化。研究小儿脉象的特征，能够深刻洞察小儿生理、病理、心理特点。

五、小儿脉波

　　小儿脉波是指小儿血流冲击在桡动脉上形成的波动，是由心脏发出的冲击波。小儿脉波要素是以上常见8种脉象要素的补充，是系统辨证脉学脉象要素的重要组成部分。我们重点关注小儿脉波的整体形状特点。

　　正常小儿脉象：平和，即不慌不忙，不数不迟，力度适中，粗细适中。

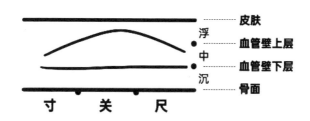

理想小儿脉波

　　理想小儿脉波：平和而优美。

　　（1）脉波清晰，规律：说明小儿聪明，头脑清晰。

　　（2）脉波长而有力：记忆力好，有耐力。

　　（3）脉波有优美的律动、振动：有音乐艺术天赋。

（4）脉波清晰、圆润：倾向于视觉艺术能力。

通过临床观察发现，小儿身体素质或脉象与母亲在孕期心理状态有极大关系。如果母亲孕期积极乐观，心情愉悦，小儿出生后往往身体健康，生病少。如果母亲孕期工作压力大，心情抑郁，小儿出生后也会出现肝郁体质。尤其是孤独症等小儿疾患，可能也与母亲孕期心理状态关系很大。

六、常见脉象图解

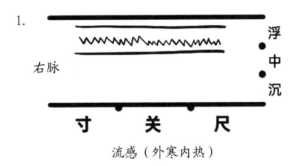

流感（外寒内热）

脉象：抖动。

按：小儿感染流感后，易早晚咳嗽，鼻后滴漏。偏热者，舌质红，发烧，鼻涕黏等，为风热证，白芷息风膏配百合玉竹膏；偏寒者，痰多，手脚凉，咳声重浊，为风湿证，白芷息风膏配藿香薏仁膏。风热者，脉热，有力，抖动；风寒者，脉寒，敛（紧），稍弱，抖动；气虚者，脉弱，重按无力，抖动，偏细。以上脉象见于以咳嗽为主证的流感，如乙型流感、甲型流感等。流感还有其他各种脉象特点。

2.
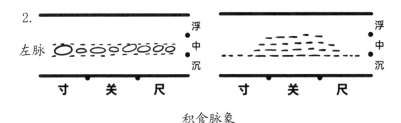

积食脉象

脉象：涩脉、颗粒感。

按：小儿脾虚积食，脉象呈线状颗粒感；脾胃强壮者，积食呈关部堆积状颗粒感（吃糖多也会出现），可以用陈皮建中膏配山楂保和膏。临床还有一种小儿积食脉：脉粗、柔、稠、热，起伏有力（成人积食右脉沉、粗、稠、滑），也比较常见，如小儿积食咳嗽。临床上小儿阴虚肺燥的体质也会出现左关脉大小均匀的颗粒感。

3.
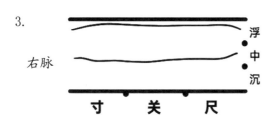

支原体咳嗽脉象

脉象：脉浮、粗、稀（中空）、柔、高不及（无明显起伏之势）。

按：此脉象多出现在右脉。阴虚肺燥，需要滋阴润肺化痰，百合玉竹膏配藿香薏仁膏。

4.
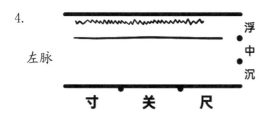

过敏体质脉象

脉象：脉浮、动、细、柔。

按：过敏性抖动，比流感脉象的抖动振幅小、力量小。流感脉象时间长了，也会逐步接近过敏性脉象，所以一般用白芷息风膏配陈皮建中膏，其本质为气虚外感。小儿过敏性咳嗽、过敏性鼻炎都会出现此种脉象特点。一般吃膏1周，脉象出现变化：由细变粗、柔、有力，患儿脸色也会由晦暗变为有光泽。

5.

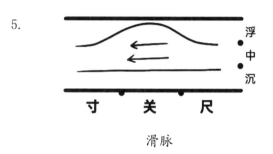

滑脉

脉象：粗、强、流畅。

按：小儿滑脉多为痰湿。过食饮料、酸奶、输液等，也会形成滑脉。小儿咳嗽期间出现滑脉，易形成支气管肺炎。

6.

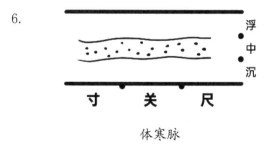

体寒脉

脉象：稀、弱、柔、沉、寒。

按：小儿阳虚体寒，易致久咳不止，尤其是输液过度，可用干姜紫苏膏配藿香薏仁膏温阳化湿。小儿阳虚多见手脚凉，舌苔水滑，舌质淡。小儿体寒往往遗传自母体，也与后天过食生冷有关。

7.

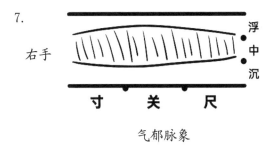

右手

浮中沉

寸 关 尺

气郁脉象

脉象：刚、粗、强、缓、高不及（起伏小）。

按：小儿素体肝郁，外感之后过食抗生素、寒凉药，雾化治疗等，容易导致邪气郁闭于体内，形成腺样体肥大，皮肤过敏，湿疹等，可以用白芷息风膏配舒木膏理气解表。小儿心情郁闷不舒的脉象，往往脉缓（血液流通缓慢），起伏较小表示长期心情压抑。学龄初儿童或幼儿园小班的孩子，因为不适应环境变化，会形成肝郁。一旦外感，形成肝郁外感，即少阳表证，采用疏肝解表的思路往往立竿见影。小儿鼻炎腺样体肥大往往会出现脉粗、刚、缓、直，这是由风邪郁闭造成的，白芷息风膏配舒木膏可以很快缓解鼻塞等症状。

8.

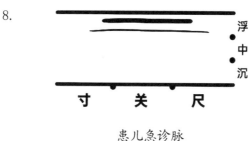

患儿急诊脉

脉象：浮、刚、直、动（微抖动）。

按：0.5～1.5 岁幼儿容易出现幼儿急疹，排除其他原因，如果脉象出现急疹脉，就可以按急疹处理。如果 3d 后出疹退烧，则为单纯急疹；如果疹出不退烧，脉象中会出现外感的表现。

9.

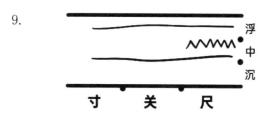

腹痛（肠系膜淋巴肿大）脉象

脉象：尺脉抖动。

按：寒侵袭腹部，易引起腹痛或肠系膜淋巴结肿大，反复腹痛，来去不定，可用归元膏散寒止痛。

可以在尺脉中层发现抖动脉象，而寸、关没有这种脉象。

10.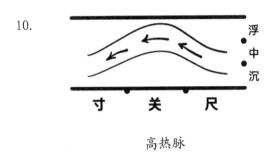

高热脉

脉象：数、强、滑。

按：小儿高热脉象常见4种。①上热下寒：寒、高太过、浊（颗粒感）、数，交泰膏配百合玉竹膏。②风寒高热：寒、数、敛、强，白芷息风膏配干姜紫苏膏。③风热高烧：数、动、强、热，白芷息风膏、百合玉竹膏、栀子清解膏。④阳明热盛：热、粗、强、数，百合玉竹膏配栀子清解膏。根据小儿脉象变化，可以清楚鉴别发热类型。小儿甲流会出现上述4种脉象。

11.

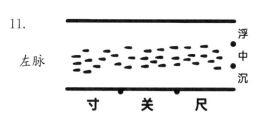

肝郁化火脉

脉象：麻、涩、动。

按：肝郁脉有 2 种脉象。一种是脉粗、沉、高不及（起伏小），跳动局限；一种是上述的麻涩感。前者是一种抑制性的情绪表现，郁闷不舒，伴有胸闷等；后者是一种兴奋性的表现，往往伴有肝火旺，情绪激动。

12.

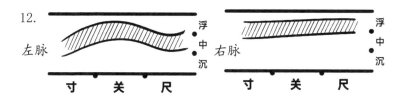

肝郁外风

按：女，6 岁，过敏性鼻炎，晚间鼻塞，去过当地各个医院。肝郁脉象，左脉关部隆起条隆状，右脉粗、直、充气感，白芷息风膏配舒木膏。吃膏当晚，鼻塞减轻，1 周后症状消失大半。

13.

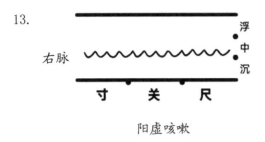

阳虚咳嗽

按：女，4 岁半，咳嗽 2 周，夜间重，吃过头孢、橘红颗粒等。阳虚外感脉象：脉沉、寒、波动无规律。服用干姜紫苏膏，当晚咳止，1 周后恢复正常。

14.

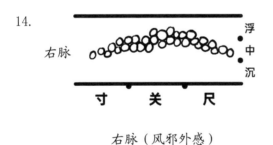

右脉（风邪外感）

按：女，5 岁，咳嗽 1d，自述吃百合玉竹膏 1 条，未服用其他药。风邪外感，整个脉象不规则大颗粒，波动不典型，建议早晚各 1 条白芷息风膏。春天多风，颗粒感与波动同时存在。

15.

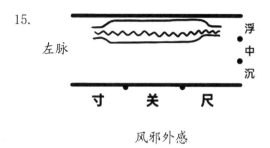

风邪外感

按：女，6 岁，患儿素体气虚，鼻炎。常服用膏方调理体质，最近 2 个月身高增加 2cm 以上，舌体中后部白腻。风邪束表，脉粗、柔、充气感、中取抖动，建议白芷息风膏配藿香薏仁膏。

16.

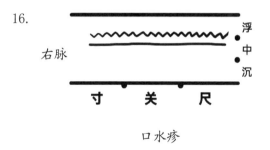

口水疹

按：男，5 岁，口水疹，自述 3 个月前口周出现口水疹。过敏性脉象，脉略浮、柔、微抖动。建议白芷息风膏配百合玉竹膏各半条，早晚各 1 次。调理半个月后，诊脉见脉波优美，有一层优美的振动感，口水疹消退大半，皮肤颜色越来越正常。

17.

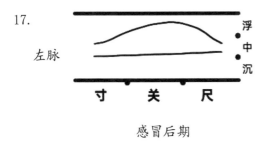

感冒后期

按：男，6岁，感冒后期，偶尔流浓鼻涕。患儿每次感冒不吃药，只推拿。脉象特点：脉象和缓，脉波完整，起伏基本正常。但是略显呆滞，无轻灵活泼的感觉。因患儿2年前得过孤独症，虽已康复但是略有呆滞。其记忆力很好，参加演讲比赛得过奖。

18.

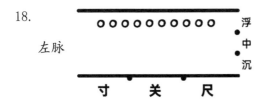

积食脉象

按：男，9个月，每天吐辅食。积食脉象：颗粒感，左右脉皆有，建议山楂保和膏。

19.

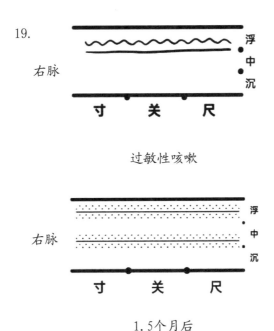

过敏性咳嗽

1.5个月后

按：男，5岁，过敏性咳嗽，3个月中间断咳嗽。第1次诊脉，过敏性咳嗽：脉浮、微抖动、脉细。1.5个月后脉象：脉粗、热、边缘稍不清。第1次为典型过敏性脉象。吃膏1.5个月后，脉象改善，近期轻微湿热咳嗽。建议百合玉竹膏配藿香薏仁膏。

20.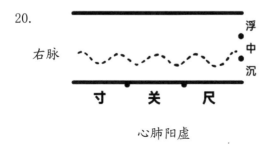

心肺阳虚

按：男，5岁，偶尔腹疼，近来小便频，舌苔水滑，证属心肺阳虚。脉见沉、涩、寒，脉波不连贯，建议干姜紫苏膏。1周后随访，小便频数现象消失。

21.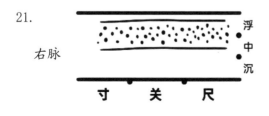

上热下寒

按：女，10岁，口疮，晨起打喷嚏，舌质淡，脉浮、稀、寒；证属上热下寒，即脾肾阳虚，心火上炎。服用交泰膏配藿香薏仁膏，采用引火归元之法，兼化湿。

22.

右脉

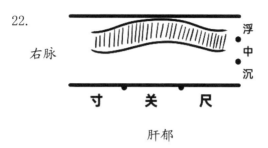

寸　关　尺

肝郁

按：男，5岁，鼻塞，鼻甲肥大，左侧几乎全部阻塞。肝郁脉象：脉粗、刚、高不及（起伏小）、怠（缺乏灵动之性）。建议服用白芷息风膏配舒木膏，后随访患儿鼻塞消失。

23.

右脉

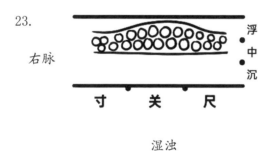

寸　关　尺

湿浊

按：女，5岁，无不适，右前臂轻度湿疹，舌淡，苔微白腻。脉象：均匀颗粒感、微浊（不清晰，毛糙样手感）。四诊合参，风邪痰湿。建议服用藿香薏仁膏配白芷息风膏。

24.

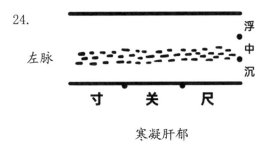

寒凝肝郁

按：男，2.5岁，脾气暴躁，不自主尿裤子。脉象：沉、麻涩、抖动。服舒木膏效果不明显，改白芷息风膏、干姜紫苏膏，遗尿消失。风寒郁闭厥阴，可用风药发散。

25.

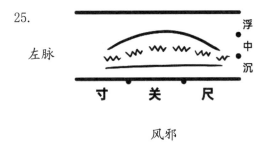

风邪

按：男，5岁9个月，面有滞色，体重20kg，身高117cm，远视、散光。脉象：轻微外感抖动脉象。建议服用白芷息风膏。1周后，脉象正常，气色改善，舌相改善。普通外感的抖动脉频率低，振幅大，没有流感的抖动规律。

26.

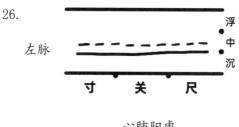

心肺阳虚

按：男，3岁，近1周夜间鼻塞，口水多，吃得多，偏瘦。脉象：脉沉、涩（不连贯）、脉寒。建议服用干姜紫苏膏配藿香薏仁膏。

27.

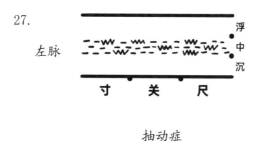

抽动症

按：男，5岁，抽动，近3个月频繁，面部抽动，肝郁外风。脉象：麻涩、抖动。建议服用白芷息风膏配舒木膏。5d后，患儿面部抽动明显减轻，脉象抖动减轻。后换白芷息风膏、干姜紫苏膏，抽动消失。

28.

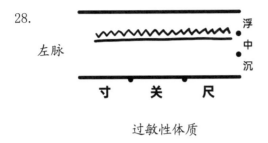

过敏性体质

按：男，10 岁，140cm，偏瘦，面色晦暗，易疲劳。脉象：浮、细、柔、微抖动、直。这是过敏性体质，气虚外感，建议白芷息风膏配陈皮建中膏。患儿母亲的脉象与其高度相似，只有肝郁的抖动，建议母亲服用感冒清热颗粒配逍遥丸。患儿服用膏方后，身高变化明显。

29.

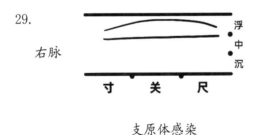

支原体感染

按：女，6 岁，鼻塞，晚上张口睡觉，典型支原体舌象，检查双侧天容区淋巴结：右侧淋巴结肿大，预计腺样体阻塞 60%，腺样体面容不明显。脉象：右脉浮、粗、稀、柔，支原体脉象。建议百合玉竹膏配藿香薏仁膏。患儿服用膏方调理体质，舌象变化明显。

30.

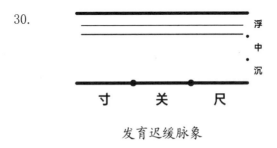

发育迟缓脉象

按：男，9 岁，身高、体重不达标，脉浮，直、弱、起伏小（高不及），风邪郁闭于皮毛，气虚外风，过敏性体质。宜补气解表，服白芷息风膏、陈皮建中膏。

31.

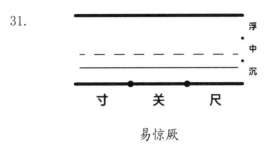

易惊厥

按：男，2 岁 10 个月，易惊厥，脉沉、涩、寒，寒邪郁闭体内。宜疏肝祛风，服白芷息风膏、舒木膏。

32.

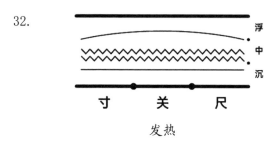

发热

　　按：女，2岁9个月，发热38.2℃，脉粗、热、强，抖动，风热证。宜祛风清热，服白芷息风膏、百合玉竹膏、栀子清解膏。

33.

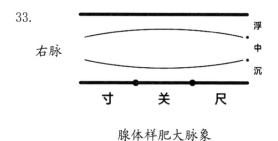

腺体样肥大脉象

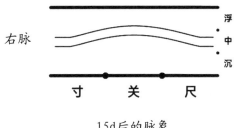

15d后的脉象

按：男，5岁，腺样体肥大，反复生病，打鼾，张嘴呼吸，初诊右脉粗、强、饱满（充气感），气郁外风。宜理气祛风，服用白芷息风膏、舒木膏。3d后鼻塞严重，换舒木膏、藿香薏仁膏；3d后鼻塞缓解，白芷息风膏、舒木膏1周。后复诊，打鼾轻微，鼻甲消退，脉象：细、柔。宜解表祛风补气，服白芷息风膏、陈皮建中膏。

34.

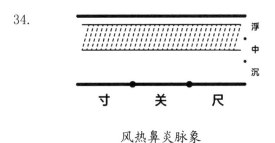

风热鼻炎脉象

按：男，6岁，鼻炎，易流鼻血，右脉粗、稠、热，风热证。宜祛风清热，1 条白芷息风膏，2 条百合玉竹膏。

35.

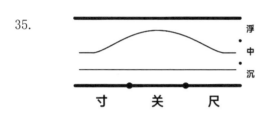

寸　关　尺

鼻塞微咳脉象

按：男，3 岁 8 个月，鼻塞，微咳，反复腮腺炎史，脉高，稀，寒，数。证属下焦寒，兼有外风。宜温下焦，祛外风，服交泰膏、白芷息风膏。

以上脉诊图谱只是选取了临床上常见的部分脉象，相对简单而又有代表性，更多的脉象是无法用图像表达的。用心触摸每一个小儿脉象时会发现，小儿脉象千变万化，小儿生理、心理、病理特点都可一目了然。

第八章　脉诊与经方

《伤寒论》是中医四大经典之一，里面蕴藏着丰富的中医智慧，历代医家仁者见仁，智者见智，我们可以从各个角度理解和认识医圣的智慧。笔者从脉诊与经方的角度，阐述自己对伤寒部分经文的认识。

一、小青龙汤

原文：伤寒表不解，心下有水气，干呕，发热而咳，或渴，或利，或噎，或小便不利，少腹痛，或喘者，小青龙汤主之。

小青龙汤组成：麻黄、芍药、细辛、干姜、甘草、桂枝、五味子、半夏。

脉象：沉、稀、寒，或敛、寒、强。

笔者在临床上，根据上述脉象特点，将此方的中成药 —— 小青龙颗粒，用于小儿风寒咳嗽，可谓效如桴鼓。有人将小青龙汤的方义解释为：辛温解表，兼涤化水饮。这样的认识不准确，个人认为应理解为：温阳解表化湿。小青龙汤主证应为心肺阳虚的风寒证。当然也可用于风寒实证，如恶寒、头痛、身痛等。方中桂枝、干姜温心肺之阳，麻黄、细辛解表祛风，半夏化痰湿，五味子收敛肺气，防止辛散太过，甘草调和诸药。

心肺阳虚，故风邪不去，"表不解"。阳虚水寒，"心下有水气"，正邪交争，故"发热而咳"。素体阳虚，或过食寒凉，或苦寒伤阳，都会导致心肺阳虚。一旦受风，不若表实证之发热 —— 脉浮紧有力，脉反而沉、稀、寒，或涩，或微抖动。仿小青龙汤之意，我们设计了干姜紫苏膏，用于心肺阳虚外风之证。例如有个 5 岁女孩，日夜咳嗽，服用中西止咳剂无效。诊脉见脉沉、稀、涩，断为阳虚外风，服用干姜紫苏膏，当晚咳止。服用 1 盒后，无再咳嗽。

风为百病之长，其致病范围广，症状也千变万化。风邪侵袭膀胱，故"小便不利"。临床上有的患儿遗尿，也是小青龙汤的适应证，单用干姜紫苏膏效薄力单，以白芷息风膏相伍，往往能取得更好的效果。风邪侵袭咽喉，故"噎"，咽部不适。

有人将此段经文理解为：太阳伤寒兼里停水饮证，以水饮之说解"口渴"，"利"，"噎"等证，个人认为不妥。至于"发热"而"咳"之热，为人体正气之残存，与外风相搏而来。小青龙汤的本证应是心肺阳虚，外感风寒之证。

二、小柴胡汤

原文：伤寒五六日，中风，往来寒热，胸胁苦满，嘿嘿不欲饮食。心烦喜呕，或胸中烦而不呕，或渴，或腹中痛，或胁下痞硬，或心下悸、小便不利，或不渴、身有微热，或咳者，小柴胡汤主之。

小柴胡汤组成：柴胡、黄芩、人参、半夏、生姜、大枣。

脉象：弦细，或脉粗、弦，或沉、弦，或麻、涩、动。

后世将小柴胡汤证的功用总结为和解少阳，未免过于笼统，让后学无所适从。个人认为，从临床的角度看，小柴胡汤的功用应为理气解表和中。方中柴胡梳理气机，为主药，同时具有辛凉解表之性，与生姜相伍，又能解表祛风；半夏与参、枣相伍，降气和中；黄芩清半表半里之热，甘草调和诸药。

有人往往忽略小柴胡汤的解表功能，就是祛风的作用。原文"伤寒五六日，中风"即点明风邪的存在。素体气郁之人，或治疗不当，风邪郁闭体内，所以病人既会表现出："胸胁苦满，嘿嘿不欲饮食"的气郁症状，也会有"身有微热，或咳者"的外感风邪症状。风郁膀胱，则"小便不利"；风郁腹中，则"腹中痛"，等等。也就是说，小柴胡汤的适应证为气郁外风。

临床上小儿气郁外风证很常见。如果外感气郁轻症，则脉弦细；如果素体肝郁，外感风邪，则脉多弦粗，充气感；如果风邪入里化热，则脉现郁动、沉，局限性跳动有力；如果肝郁化火，风火相搏，则脉现麻、涩、动。《伤寒论》中并没有列举太多，只谈到了一种"脉弦细"，我辈应举一反三。

小柴胡汤解表之力稍逊，梳理气机作用强大，所以可以去人参，加桂枝，以增强解表之力；或者直接合桂枝汤，组成柴胡桂枝汤。如风寒重者，引起咳嗽，可以去人参、大枣、生姜，加干姜、五味子，以加强其解表散寒之功。

针对气郁外风的特点，用白芷息风膏解表祛

风，舒木膏理气解郁，两者搭配，取得不错的临床效果。例如有 6 岁小姑娘，因学业压力大，又外感引发咳嗽 1 个月，中西医治疗无效。诊脉见右脉弦粗，服用白芷息风膏、舒木膏 2 次咳止，1 周后病愈。

世人皆知小柴胡有退热之功，然而临床效果不稳定。如果是气机郁闭引起的发热，服之则效，如寒热往来。少阳证可热化，也可以寒化。偏热证者，当辅以清热之品，所以要去人参、半夏，加栝楼，我们则在白芷息风膏、舒木膏的基础上加百合玉竹膏；偏寒者，即柴胡桂枝干姜汤证，我们则在白芷息风膏、舒木膏的基础上加干姜紫苏膏。

气机郁滞，导致正气不能有效抵抗邪气，人体无法组织有效的免疫防御系统。因此，只有梳理生机，才能驱邪外出。临床上很多气郁外感的患儿，反复咳嗽、鼻塞、头痛，一旦梳理气机，患儿会迅速康复。

三、乌梅丸

原文：厥阴之为病，消渴，气上撞心，心中疼热，饥而不欲食，食则吐蛔，下之利不止。

蛔厥者，乌梅丸主之，又主久利。

　　乌梅丸组成：乌梅、细辛、干姜、黄连、附子、当归、黄柏、桂枝、人参、蜀椒。

　　脉象：虚大（高太过），重按无力，寒，浊（颗粒感）。

　　《方剂学》将乌梅丸列入驱虫剂范畴，有违仲景本意。乌梅丸是伤寒厥阴篇主方，主要针对寒热上下格拒之证，而非单独蛔厥。所以仲景补充道：又主久利。乌梅丸中寒热并用，温下焦之阳，清上焦之热。方中附子、干姜、细辛、桂枝、蜀椒温阳散寒，黄连、黄柏清上焦之热，人参、当归补益气血，乌梅调和寒热，使药性缓和。

　　乌梅丸与三泻心汤开创了中药方剂寒热并用的先河，后世交泰丸应仿仲景之意。临床上上热下寒证比比皆是，笔者根据乌梅丸的组方原理，研制了交泰膏，既有温阳的干姜、肉桂，也有清热的栀子、菊花、蒲公英。交泰膏用于小儿厥阴证，如厥阴高热、厥阴痰湿、厥阴表证等证。夏季小儿过食寒凉，又吹空调，导致寒热上下格拒，引起小儿高热，此为厥阴热证，交泰膏配栀子清解膏主之；如果热象退去，舌根白腻，痰湿咳嗽者，此为厥阴痰湿，交泰膏配藿香薏仁膏；过食寒凉，复受外风，易形成厥阴表证，交泰膏配白芷息风膏。

乌梅丸调理人体寒热上下格拒，而非单纯的寒热错杂，所以原文中有上热的描述："消渴""心中疼热"，也有下寒的描述："下之利不止"。乌梅丸治疗蛔厥，并非药物本身的直接杀灭，而是调和阴阳，让身体整体发挥驱虫的作用。

临床上，女性更年期出现上热下寒的症状，也属于厥阴证，如多梦口干，脾气暴躁，腰腿凉等，或年轻女性喜欢吃冷饮，也会导致上热下寒，甚至引起痛经、闭经等现象。上热者为虚热，下寒者为真寒，所以脉象多虚大。阳虚则水湿内生，所以脉象出现浊脉。临床上很多疾病都会呈现上热下寒的厥阴证，而且往往是主证，是疾病的主要矛盾。主证解决，人体阴阳恢复大半，其他问题就好解决了。

四、小建中汤

原文：伤寒两三日，心中悸而烦者，小建中汤主之。

小建中汤组成：桂枝、甘草、大枣、芍药、生姜、胶饴。

脉象：浮、细、直、弱、微动。

此段经文寥寥数语，寓意深远，可谓字字珠玑。以方测证，小建中汤证当为气虚外感。素体气虚之人，中气不足，或脾肺气虚，一旦外感，就会变成气虚外感证。解表的同时需补益中气，故以"建中"命名。方中胶饴配甘草、大枣，补益中气，补肺益脾。桂枝、生姜辛温解表，倍芍药以制上2味辛温之性，兼养血之能。

尤在泾云"伤寒里虚则悸，邪扰则烦。2～3d悸而烦者，正虚不足而邪欲入内也。是不可攻其邪，但与小建中汤温养中气，中气立则邪自解"，可谓精辟之论。临床上气虚外感的脉象，多浮、细、微动，尤其是长期气虚咳嗽，或过敏性咳嗽，往往会出现这种脉象。如果采用辛温发散的方法，则徒伤其正气，而风邪可能乘虚入里，使症状加重。只有益气解表，才能取得好的疗效。在临床上，针对气虚外感的小儿，采用陈皮建中膏配白芷息风膏补气解表，有的甚至只补气就足矣，即单用陈皮建中膏。

记得1岁女婴过敏性咳嗽2个月，服用抗过敏药等无效，白芷息风膏配陈皮建中膏2周即愈。患儿服药 1 周后，突然发热，这是风邪外散的表现，也可以理解为排风反应。曾治一女性，30 岁，咳嗽半年，夜晚加重，中西医治疗无效。诊脉见浮、细、动，此为气虚外感，服用白芷息风膏配陈皮建中膏，2 周即愈。

小儿过敏性体质属于典型的气虚外感证，即小建中汤证。临床表现除了身高、体重不达标，龋齿，过敏性咳嗽，鼻炎，皮肤瘙痒等症状外，还有一个特点就是患儿烦躁、脾气暴躁，即"心中悸而烦者"，这是风邪郁闭肺气，郁而化热造成的。这种情况不必清热，只需要解表祛风就可以了。

方中用胶饴而不用黄芪，值得深思。胶饴性平和，补而不燥，于气虚外感尤为适宜。陈皮建中膏亦采用山药、白扁豆、薏米等平和之药，平补脾胃，与胶饴有异曲同工之妙。黄芪补气易生内热，故盐山张锡纯常以知母制之。可谓药不在险峻，中病即止。

小建中汤证可以出现在疾病的初始阶段，"伤寒两三日"即是。也可以出现在疾病的收尾阶段，邪去正衰。如果审证不清，可能会迁延时日。临床上小儿气虚咳嗽，迁延 1 年者，亦不少见。

五、麻杏石甘汤

原文：发汗后，不可更行桂枝汤，汗出而喘，无大热者，可与麻黄杏仁甘草石膏汤。

麻杏石甘汤组成：麻黄、苦杏仁、甘草、石膏。

脉象：浮、数、动。

素体内热之人，感受风邪，易形成风热证——既有外风，又有内热。麻杏石甘汤为风热证而设，而不是单纯的清宣肺热。麻黄在此处不只有宣肺之功，更重要的是有解表祛风之能。石膏倍于麻黄，不只是制麻黄之热，而是为肺中郁热而设。临床上典型的风热证往往舌体饱满，舌质红，舌苔白细，脉浮数，抖动。针对风热证，一般采用白芷息风膏配百合玉竹膏。如果风热重者，伴有头痛、体痛、手脚热者，采用白芷息风膏、百合玉竹膏、栀子清解膏。小儿甲流和新冠多见风热证，而且来势急剧，症状明显，也可以由风寒证转为风热证。

麻杏石甘汤的功用应理解为祛风清热，而不是辛凉宣泄、清肺平喘。如以"火郁发之"理解仲景麻黄配石膏之意，则相去甚远。

风热证缠绵日久，风助火势，很难祛除。临床上可见小儿反复无名原因发热，亦多见风热证。小儿鼻炎入夜流鼻血，也多见风热证，以1条白芷息风膏配2条百合玉竹膏，效果令人满意。如果审证不清，一味祛风则火势难去，一味清热则风邪乖张。

六、桂枝汤

原文：太阳中风，阳浮而阴弱，阳浮者，热自发，阴弱者，汗自出，啬啬恶寒，淅淅恶风，翕翕发热，鼻鸣干呕者，桂枝汤主之。

桂枝汤组成：桂枝、芍药、甘草、生姜、大枣。

脉象：浮缓、细、无力、微紧（敛）、寒。

桂枝汤本证应为体虚受风之轻证，所以在这种正虚而邪气弱的情况下，人体尚能驱邪外出。脉浮汗出，正邪交争于表，故"啬啬恶寒，淅淅恶风，翕翕发热。"

个人认为，"阳浮而阴弱"非指脉象变化，而是描述桂枝证的病机。此处与"荣弱卫强"相对。阳即指在外之正气，阴即指在内之营气。桂枝汤扶阳益阴解表，与本证的病机相合。桂枝温心肺之阳，助卫气；与生姜相伍，又能解表。芍药敛阴和营，与甘草相伍，酸甘化阴；大枣补益中气。刘方柏教授说："桂枝汤外证得之解肌和营卫，内证得之化气调阴阳之内外兼治的作用，决定了它具有广泛的治疗作用和使用空间。"

临床上有的小儿多日低烧不退，诊脉见浮、细、紧、弱，可以用桂枝汤解表，也可以仿桂枝汤之意，用生姜、大葱、红糖煮水，温服。如果脉象更加柔弱，那就是气虚外感，即小建中汤证。

桂枝汤的组成都是寻常药材，甘草、生姜、大枣是药食同源的食材，可是其配伍却寓意深刻，与临床病因病机息息相合。其平和温通的功用，决定了其在临床的广泛用途。

桂枝汤证脉象有的"浮缓""浮弱"，其兼证有的"脉促""脉沉迟"。但是无论如何变化，桂枝汤证往往对应的是特定的身体素质 —— 表虚不固，心肺阳虚。前人皆以"营卫不和"定义桂枝汤证的用途，反而让后学难以理解其作用。

桂枝汤的整体效果是偏温热，当然不是太热，所以有时嫌药力不足，以热稀粥助药力。桂枝汤虽然有芍药滋阴，但并不是阴阳双调的方子。"调和营卫"之说，反而让学者不得其要领。桂枝汤所调之病甚多，应具备表虚之证。桂枝汤的作用可以总结为温阳解表，益气和血。

临床上有的患儿素体阳虚，一旦外感，流清涕，手脚微凉，可以用干姜紫苏膏代替桂枝汤；有的患儿夜间反复低热，也可以用干姜紫苏膏；有的患儿感冒后期，脉浮弱或脉紧，咳嗽不止，也是桂枝汤证，也可以用干姜紫苏膏。

如果理解了桂枝汤的对应体质特点，就容易理解太阳中风篇中其他条文内容了。

七、白虎汤

原文：伤寒，脉浮，发热，无汗，其表不解，不可与白虎汤。渴欲饮水，无表证者，白虎加人参汤主之。

白虎汤组成：石膏、知母、甘草、粳米。

脉象：粗、热、强、滑。

白虎汤的适应证有"四大"。即大热、大汗、大渴、脉洪大。但是有时不太典型，尤其是小儿白虎汤证更不典型。如果小儿体温超过38℃，服用退烧药后，温度不变或略有下降，无表证（头痛、身痛）者，即可以白虎汤证治之。如果服用退烧药，即大汗出，温度下降明显，不久温度重新升高者，就不是白虎汤证，而是厥阴发热，即上热下寒的发热类型，须服用交泰膏配栀子清解膏。

白虎汤证为阳明气分热盛，是纯热证，故当清热，其脉象热、粗、强，无弦紧之象。白虎汤中石膏清内热，知母滋阴清热，甘草、粳米固护脾胃。这种配伍提示我们不能见热就清，还应固本。临床上采用百合玉竹膏、栀子清解膏，滋阴清热，治疗小儿白虎汤证。如支原体感染引起的小儿高热，有时可达到40℃，是典型的白虎汤证脉象，采用滋阴清热泻火的膏方搭配尤为适宜。这种孩子往往是阳明热盛体质，百合玉竹膏配栀子清解膏，6h，连服3次，12h后可逐步降温。

小儿白虎汤证往往容易与小儿风热高烧相混淆，两者都是高热、手脚热，但是风热高烧伴有头痛、体痛、咳嗽等表证，而白虎汤证属于阳明热盛，就是单纯发热。

素体阴虚肺燥，或感受温邪，温邪灼伤津液，引起小儿阳明高热证，如小儿甲流高热之阳明证，应当重用滋阴清热之法，即《温病条辨》之加减复脉汤。重用百合玉竹膏，往往也能回阳救逆。临床上有些反复高热不退的患儿，服用退烧药也不出汗，如果用滋阴之百合玉竹膏，就会汗出而解。

"壮火食气"，阳明热盛易耗人体正气，或伴有气虚者，需加人参补气；况寒凉药易伤脾胃，故加人参。

八、半夏泻心汤

原文：但满不痛者，此为痞，柴胡不中与之，宜半夏泻心汤。

半夏泻心汤组成：半夏、黄芩、干姜、人参、甘草、黄连、大枣。

脉象：脉寒、虚大（高太过）、浊（颗粒感）。

后世皆以"和中降逆消痞"总结半夏泻心汤的作用，认为痞是寒热错杂，气机痞塞而成。个人认为，中焦气郁和上热下寒才是半夏泻心汤的适应证。半夏泻心汤具有降逆和胃、温下清上的作用。与乌梅丸相比，半夏泻心汤适用于上热下寒之轻症，其寒在中焦，热在上焦；乌梅丸适用于上热下

寒之重症，其寒在下焦，热在上焦。数年前，曾治
一60岁女士，其胃痛数月，在当地服用中药60余
副，未见效。余以半夏泻心汤合小柴胡汤3副即应，
再2副而愈，深感经方之妙。

临床上，上热下寒，中焦气郁的病证比比皆是。
如成人更年期，腰腿冷痛，心慌胸闷，脾气暴躁，
自汗等，属上热下寒之证。

半夏泻心汤中，半夏配人参、甘草降逆和胃，
我们以舒木膏疏肝和胃代之；干姜温中散寒，黄芩、
黄连清上焦之热，我们以交泰膏温中焦、清上焦代
之。所以交泰膏配舒木膏，可以实现半夏泻心汤的
功用。

小儿素体肝郁，过食寒凉或外感寒邪，会呈现
上热下寒中郁之证；舌象会呈现肝郁舌象，并有下
焦白腻苔。小儿鼻炎腺样体肥大也容易出现这种
证型。

对半夏泻心汤证的理解，不能只看原文的简
单描述，有时仲景只是举例说明而已。而要从经
方倒推其适应证，关键是通过临床验证推理是否
正确。

九、麻黄汤

原文：太阳病，头痛，发热，身痛，腰痛，骨节疼痛，恶风，无汗而喘者，麻黄汤主之。

麻黄汤组成：麻黄、桂枝、甘草、苦杏仁。

脉象：敛、寒、数、浮、强。

方中麻黄辛温发汗，桂枝温阳解表，苦杏仁宣肺，甘草调和诸药。本方效专力猛，针对风寒初起之实证，可见于流感或瘟疫初起风寒证。很多人染疫之后，初起表现为全身冷痛，手脚冰凉，此时宜麻黄汤或干姜紫苏膏；如果有人治疗不及时，或直接入里化热，表现为恶寒、身痛、发热、烦躁者即大青龙汤证，或白芷息风膏、干姜紫苏膏。如果进一步发展，寒从热化，风寒证转为风热证，或风邪内陷于肺，入里化热，生痰生湿，则咳喘剧烈，此麻杏石甘汤证，即予小儿麻甘颗粒；膏方则以白芷息风膏、百合玉竹膏、藿香薏仁膏疏风清热化湿。若素体阳虚，或治疗不当，形成上热下寒之高热，非麻黄剂所宜，可以乌梅丸加减；膏方则以交泰膏、栀子清解膏代之。

寒则收引，故风寒侵袭人体，脉敛（紧）寒、浮。此处"浮"非"如木浮水"之"浮"，而是脉象在原来的基础上有"浮"象，即轻取可有，然往往中取脉象更加明显。人体阳气驱邪外出，故脉"数"。正邪交争之甚，故脉强而有力。很多人不用麻黄汤往往是因为脉象把握不准。记得一男士颈项拘紧不适，正骨无效，诊脉见粗、寒、浊、边界不清。此为风寒之脉，以葛根汤原方，1剂止，3剂病去大半。葛根汤是麻黄汤的加减方。

十、炙甘草汤

原文： 伤寒，脉结代，心动悸，炙甘草汤主之。

炙甘草汤组成： 炙甘草、生姜、人参、生地、桂枝、阿胶、麦冬、麻仁、大枣。

脉象： 数、无力、高不及、散。

后世往往认为炙甘草汤的作用为通阳复脉，滋阴养血。个人认为，这样偏离了仲景原意。此方是治疗伤寒后气阴两虚兼有外风的方剂，所以条文开头即用"伤寒"二字。方中炙甘草、人参补气，生地、麦冬、阿胶滋阴养血，桂枝、生姜、大枣解表，麻仁润下。要理解炙甘草汤的用意，不能望文生义，要结合临床。仲景年代的伤寒与当下之新冠相似。新冠后，很多人出现心慌胸闷的后遗症，易疲劳，这是气阴两虚兼有外风。如果服用炙甘草汤，效果就很好。而膏方则采用白芷息风膏、陈皮建中膏、百合玉竹膏滋阴益气解表，一般 3 ～ 5d 症状即可消失。例如一 60 岁女性，新冠后 1 个多月，一直乏力、腰疼、心慌，服用上述 3 种膏方 3d 即恢复健康。

临床上发现，新冠后遗症很少出现结代脉，偶尔出现也不一定是气阴两虚外感的证型。个人认为，仲景所言结代脉，并非后世所谓"结代"之意。

临床上小儿气阴两虚外感证，比比皆是。对炙甘草汤的认知，还是源于黄甡教授的临床案例。素体气阴两虚，或素体气虚，风邪入里化热，正气不足，不能祛邪外出，风邪内陷心包，出现心慌胸闷，"心悸动"，类似于现代医学之心肌炎。如果临床上出现结代脉，切不可盲目用炙甘草汤。如上热下寒中郁也会出现结代脉，尤其是老年人冠心病、心绞痛等心脏问题，按照上热下寒中郁的思路调理，可能会取得不错的效果。

第九章 临证偶得

一、小儿八大体质

体质学说是指导临床与养生的，不同的分类方法可以得出不同的结果。

根据常见小儿生理病理的特点，把小儿体质分为8大类：积食体质、阳虚体质、阴虚体质、内热体质、上热下寒体质、痰湿体质、肝郁体质、过敏体质。

所谓积食体质，就是临床上很多孩子容易积食，与饮食习惯有很大关系，但是个体差异占主导。小儿积食表现为夜卧不宁、俯卧睡、腹胀、口臭、厌食，甚至发育不良。积食体质的患儿一旦外感，应考虑到积食的因素。如果积食外感咳嗽，舌苔中焦区白腻，白芷息风膏配山楂保和膏，小儿积食伴有发热，山楂保和膏配百合玉竹膏。

所谓阳虚体质，就是患儿素体虚寒，四肢凉，脸色青，舌苔水润或水滑，脉细、涩、寒。这种孩子如果多食冷饮、奶制品（酸奶）、水果等，会导致寒湿加重。一旦外感，手心易出冷汗，流鼻涕，咳嗽。各种抗生素无效，只有能温阳解表的干姜紫苏膏或小青龙颗粒。小儿阳虚证的表现也会出现在疾病的某一阶段，如初期或后期，往往舌苔水滑或舌质暗红。

所谓阴虚体质，就是小儿出现阴虚内热、虚热，右脉多粗而空或者左脉涩、颗粒感、热。阴成形，阳化气；阴不足，则有形之精微不足，故脉空而体虚，阴虚日久则脉枯，故颗粒感。小儿阴虚的舌象，往往舌体偏大，而非瘦小或瘦长舌。支原体咳嗽的患儿往往是阴虚或阴虚痰湿，百合玉竹膏配藿香薏仁膏；如果伴有积食，百合玉竹膏配山楂保和膏。抗生素属于苦寒之性，苦寒伤阴，所以有的患儿反复输液，却反复发热咳嗽。小儿阴虚的表现也会呈现在疾病的某个阶段。

小儿内热体质，往往表现为内热重，易积食，脾气暴。一旦外感，往往热象明显。由于过食高热量饮食或零食，导致体内大量内热易引起便秘；如果胃火旺，亦引起易饥多食。栀子清解膏可用于调理小儿内热体质，如果热重者可以加百合玉竹膏。

小儿上热下寒体质，表现为脚凉、口舌生疮、口周红肿等。鼻炎、腺样体肥大伴有上热下寒者，往往颈部淋巴结肿大，而脚凉。很多抽动症的患儿，往往也是上热下寒体质。交泰膏适用于上热下寒体质的调理，高热伴脚凉者，交泰膏配百合玉竹膏；小儿上热下寒之咳嗽，交泰膏配藿香薏仁膏；上热下寒之抽动症，交泰膏配白芷息风膏等。

小儿痰湿体质，往往表现为身体胖，易出汗，舌胖大，水滑，脉多滑。过食寒凉，痰湿内生，或过食酸奶，夜卧不宁。藿香薏仁膏为化痰湿之妙方，不寒不热，最宜小儿痰湿体质。若伴有外感咳嗽，白芷息风膏配藿香薏仁膏；如伴有阴虚，百合玉竹膏配藿香薏仁膏；若伴有阳虚，则用藿香薏仁膏配交泰膏。

所谓过敏体质，是指小儿容易出现过敏皮肤病、过敏性咳嗽、过敏性鼻炎等问题。一般由于流感治疗不彻底或者孕期母体感染，导致患儿体内病毒长期存在，引起气虚外风的所谓过敏性疾病。这种疾病与患儿体质有很大关系。患儿会出现身高、体重不达标，骨龄偏低，过敏性鼻炎或咳嗽，龋齿，皮肤瘙痒，脾气暴躁，便秘，面色晦暗，夜卧不安等。一般采用白芷息风膏配陈皮建中膏、陈皮建中膏配益元膏调理。如果下焦寒者，加交泰膏；如果阴虚内热者，加百合玉竹膏。

所谓肝郁体质，是指小儿肝气郁结、脾气暴躁、易怒、啃食手指、情绪低落等。肝郁体质与母体孕期的情绪关系很大，由于母体孕期肝郁，导致患儿为肝郁体质。学习压力大，家庭关系不和谐，是导致肝郁发作的直接原因。如果肝郁患儿外感风邪，导致鼻炎，咳嗽等，白芷息风膏配舒木膏；如果肝郁伴有积食，引起深吸气，舒木膏配山楂保和膏；如果肝郁伴有抽动，舒木膏配白芷息风膏等。

以上各种体质，只是儿童常见体质的一部分，并不能概括所有临床问题，但是对上述体质的识别，有利于临床辨证。以上各种体质特点，也可以相互结合，临证当细心分辨。

二、儿科疑难病临证心得

郑老为国内知名儿科专家，第三、第四、第六批全国老中医药专家学术经验继承指导老师。从事中医儿科临床 50 余年，提出"顿咳从肝论治"等观点。郑老的《顿咳从肝论治》在《山东中医学院学报》1986 年第 1 期上发表。江育仁、刘弼臣、张奇文、王琦等国内 11 位著名专家鉴定认为："顿咳从肝论治的见解，独辟蹊径，别树一帜，在国内外尚未有人提出。它深刻、准确地揭示了百日咳的病理机制，对临床极有指导意义，是中医研究百日咳在临床上的突破。"

《素问·咳论》曰："五脏六腑皆令人咳。非独肺也。"郑老根据顿咳的发病季节、临床特点、发作时辰、病愈季节，创制了镇肝止咳汤，从肝论咳，可谓一大创新。

如果推而广之，除了顿咳从肝论治，小儿普遍咳嗽是否有肝咳呢？答案是肯定的。郑老指出：凡属肝咳者，均用镇肝止咳法治疗。笔者在研究小儿脉象时，发现小儿常见咳嗽存在大量肝郁外风的证型，于是采用疏肝解表的思路，临床上可谓效如桴鼓。

小儿肝郁的脉象往往表现为右脉粗、充气感、起伏小、来去无神，这是气机郁滞的表现。这种脉象可能遗传自母体，比如孕期母亲肝郁，或家庭环境的影响，比如学习压力大，不愿上学，父母离异等。有一 3 岁男孩，咳嗽数日，诊脉发现肝郁不疏。询问得知患儿不喜欢上幼儿园，每次去幼儿园都哭，于是采用疏肝解表的方法，舒木膏配白芷息风膏 1 周即愈。

小儿肝郁外风，舌象有肝郁的表现：舌体两侧隆起，翅膀舌、箭头舌。一旦发现肝郁舌象的咳嗽，采用疏肝解表的方法，效果很好。风邪侵袭肝胆经，引起少阳表证，如鼻塞、头痛等，也要采用疏肝解表的思路治疗。

除了肝咳，心阳不足，外感风寒引起的咳嗽，可服用温阳解表的白芷息风膏配干姜紫苏膏；脾肺气虚引起的气虚外感，服用白芷息风膏配陈皮建中膏；脾肾阳虚，或下焦阳虚痰湿引起的咳嗽，可以温阳化湿，服用交泰膏配藿香薏仁膏；阴虚肺燥引起的咳嗽，可以服用百合玉竹膏配藿香薏仁膏等。五脏六腑皆令人咳，诚不虚也。

三、顽症从风论治

王明杰、黄淑芬教授同为全国老中医专家学术经验继承工作指导老师，二老创立的川南玄府学派，学术上以"论病着眼玄府，临证首重开通"著称，临床上善用风药、虫药开通玄府治疗脑病、心病、肾病、骨病、眼病等。临证以"百病疏风为先，顽疾从风论治""治血先治风，风去血自通"，将风药的基本功能总结为 8 个方面：①发散祛邪；②升阳举陷；③开郁散火；④通窍启闭；⑤畅气调肝；⑥活血通络；⑦燥湿胜湿；⑧布津润燥。还详细论述了各类风药的功效、临床经验等，可谓字字珠玑，建议中医同行都来学习。

风为百病之长，风邪可侵袭人体各部，引起身体各种不适，如风邪侵袭头部，引起头痛、头晕、中风；风袭面部，引起鼻炎、迎风流泪、面瘫；风袭于肺，引起咳喘；风袭于心，引起心慌、胸闷、心肌炎；风袭于肌肤，引起荨麻疹、湿疹；风袭于肠胃，引起呕吐、腹泻、肠胃型感冒；风邪于关节，引起风湿、类风湿等。风邪致病相当广泛，而且风邪还会与湿、寒、燥、火等邪气结合，形成风湿、风寒、风燥、风火。所以临证一定要注意祛风。

笔者在临床上发现，小儿抽动症多为风邪引起，尤其是初起时，一定要祛风，临床效果很好。

小儿多动症也有很多风邪引起的，如小儿过敏性体质，易气虚外感，风邪易郁闭于脑络，风扰神明，引起不由自主的多动。笔者设计的白芷息风膏，也是大推风药，调理风邪疾病时，往往会出现排风反应，如发热、荨麻疹等。

对风邪、风药的再认识，有助于探讨儿科相关疾病。如笔者发现孤独症患儿，部分也是风邪引起的。根据王明杰教授的眼舒颗粒，我们设计的杞菊膏，用于小儿近视、远视、老花眼、视疲劳等，也取得了不错的效果。

四、论冬瘟

瘟疫非风非寒非湿，却有六淫之性。染疫之后，整体人群有很大的相似之处，但具体到每个人其临床表现各不一样。每个人的体质不同，染疫之后其症状千差万别。如果不考虑人体气血、阴阳、脏腑之盛衰，一味对症处理，有害无益。通过对全国数百例新冠病人的临床观察，发现数种常见的临床辨证分型。

病人发病初期恶寒，手脚冰凉，舌苔水滑者，为风寒外感，当温阳解表，白芷息风膏配干姜紫苏膏；如果转为风热，或素体内热，外感之后，头痛、身痛，舌质红，薄白苔，不恶寒，咽干，为风热外感，当解表清热，白芷息风膏配百合玉竹膏、栀子清解膏；如果平素多食水果、酸奶，导致上热下寒体质，染疫之后易形成上热下寒之高热，舌尖红，舌根白腻，当温下清上，交泰膏配百合玉竹膏；如果病情发展，风邪犯肺，咳嗽剧烈，舌质红，苔白腻，当祛风清热化湿，白芷息风膏配百合玉竹膏、藿香薏仁膏；如果素体肝郁体质，或具有肝郁舌象，忽冷忽热（少阳证），或头痛明显者，当解表疏肝，白芷息风膏配舒木膏；如果素体阴虚肺燥，染疫之后，口干舌燥，痰黏，当滋阴清热，百合玉竹膏配栀子清解膏。以上6种证型为发病初中期常见。

疫证后期，或治疗不当，或正气不足，易导致反复不愈，气阴两虚者，白芷息风膏配陈皮建中膏、百合玉竹膏；痰多者，白芷息风膏配藿香薏仁膏；阴虚痰湿者，百合玉竹膏配藿香薏仁膏；素体上热下寒中郁（三焦证）失眠者，交泰膏、舒木膏配藿香薏仁膏；积食咳嗽者，白芷息风膏配山楂保和膏等。

疫证的治疗，并非简单的杀灭病毒，而是用中医调整脏腑功能，激发人体自我的防御功能。膏方虽为药食同源之品，药力平和，临床上却能屡建奇功，甚至用量都不多。但前提是，必须辨证准确。

舌诊在疫证的诊断中具有重要作用，结合问诊等其他方式，能够比较准确地辨证论治，通过舌象前后的变化，能够远程直观地掌握病情发展的进程。

疫证之后的后遗症，往往是前期治疗不当引起的，导致邪气郁闭体内，无论脉象、舌象都有证可察。如疫证之后，乏力、心慌、胸闷、气阴两虚脉，舌苔薄白，当滋阴益气解表。如疫证之后失眠，往往出现脉寒、高大，为上热下寒肝郁，交泰膏配舒木膏、藿香薏仁膏等。

五、三焦证

所谓三焦证，是指下焦寒、中焦郁、上焦热同时并见的证型。无论成人或小儿都有三焦证的临床表现。如女性更年期就是典型的三焦证：腰腿凉、腹凉、尿频或夜尿，关节冷痛为脾肾阳虚，下焦寒；

生气易怒、心慌胸闷、忧郁悲观为肝郁气滞，中焦气郁；失眠，多梦，口干口苦、口舌生疮，耳鸣，为心火旺，上焦热。小儿三焦证的临床表现：脚凉、舌根白腻，为下焦寒；脾气倔强、生气易怒，为中焦郁；易汗、鼻炎腺样体肥大、淋巴结肿大、舌尖红，为上焦热。三焦证因人而异，表现不一，但是总体为上、中、下三焦同时发病。

因人体是一个有机的整体，下焦寒，虚火上炎，引起上热下寒；中焦气郁，心肾不交，也引起上下阴阳失调。三焦证的说法不严谨，本文旨在标记上热、中郁、下寒的临床症候群，意在引起同仁的注意。"上焦如雾、中焦如沤、下焦如渎"是《内经》中关于三焦水液代谢功能的描述。本文三焦证指上、中、下三焦内脏腑功能同时失调的表现。

三焦证的调理原则是温下焦、清上焦、疏中焦。交泰膏配舒木膏是三焦证的基本配方，交泰膏温下焦之阳、清上焦之热，舒木膏疏中焦之郁。临床上三焦证有各种兼证，汗多，舌苔白腻，痰湿重者，加藿香薏仁膏；口干口苦，多梦易怒，火旺者，加百合玉竹膏；腺样体肥大，淋巴结肿大者，加御淋膏；外感者，加白芷息风膏；失眠者，加静宁膏。